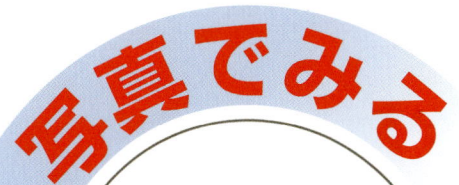

# 基本スプリントの作りかた

## 型紙見本付

監修 山口 淳
編集 田中一成
執筆 櫛辺 勇　谷村浩子
　　　藤原英子　蓬萊谷耕士

- 背側型コックアップスプリント
- 掌側型コックアップスプリント
- 全周型コックアップスプリント
- 短母指対立スプリント
- 長母指対立スプリント
- ウェブスペーサー
- 良肢位保持スプリント
- リングスプリント

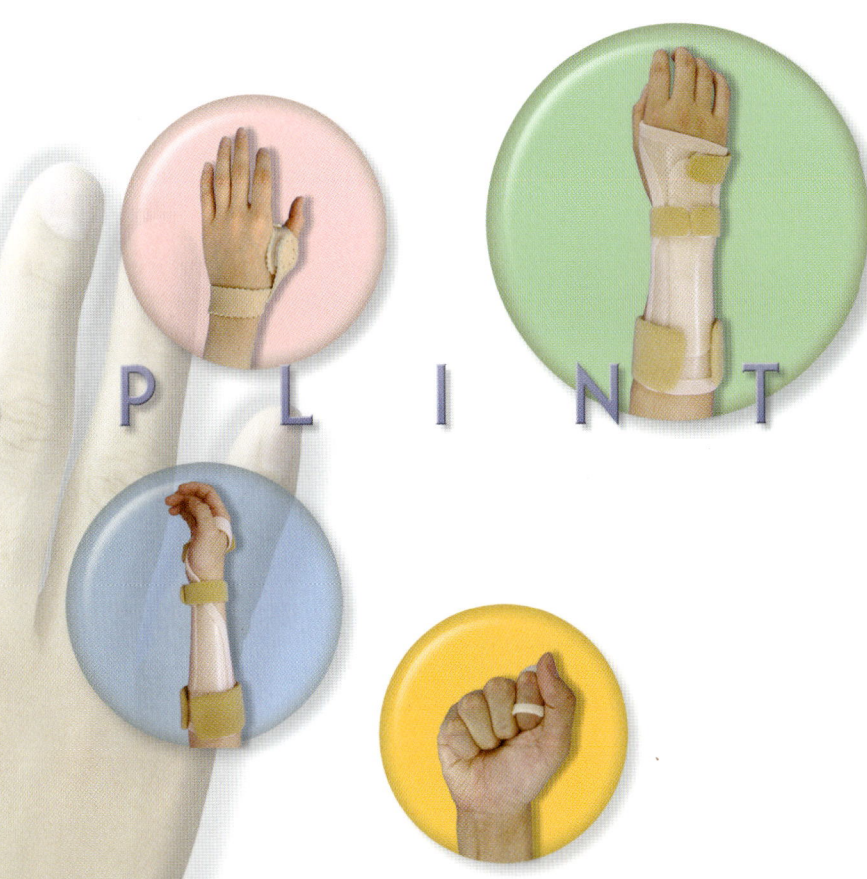

SPLINT

医歯薬出版株式会社

## CONTENTS

### 写真でみる
# 基本スプリントの作りかた 型紙見本付
Photo-illustrated
Practical Guidebook for Basic Hand-made Splints

序 ............................................................ 1

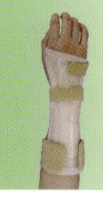
① 背側型コックアップスプリント ............ 2
（背側型手関節背屈保持副子）

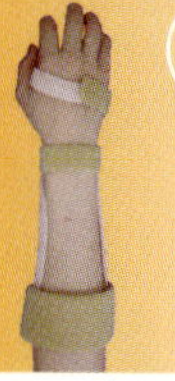

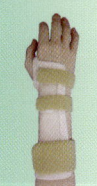
② 掌側型コックアップスプリント ............ 6
（掌側型手関節背屈保持副子）

③ 全周型コックアップスプリント ............ 10
（全周型手関節背屈保持副子）

---

This book was originally published in Japanese
under the title of :

SYASHIN DE MIRU
KIHON SUPULINTO NO TSUKURIKATA
(Photo-illustrated
Practical Guidebook for Basic Hand-made Splints)

Chief Editor :
YAMAGUCHI, Jun
  Former Director
  Department of Rehabilitation Medicine
  Osaka City General Hospital

© 2007  1st ed.

ISHIYAKU PUBLISHERS, INC.
  7-10, Honkomagome 1 chome, Bunkyo-ku,
  Tokyo 113-8612, Japan

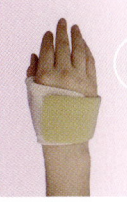 ④ 短母指対立スプリント ……………… 14

⑤ 長母指対立スプリント ……………… 20

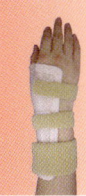 ⑥ ウェブスペーサー ……………… 26

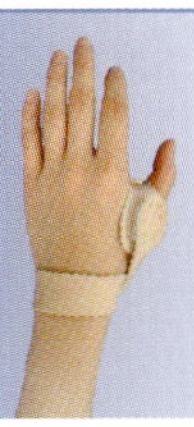

⑦ 良肢位保持スプリント ……………… 30

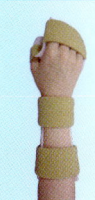 ⑧ リングスプリント ……………… 34

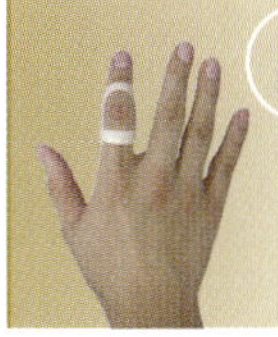

失敗例から学ぼう！よくある失敗例 ……………… 38
Q&A ……………… 42
スプリントの材料 ……………… 44
型紙見本 ……………… 付録

表紙・カラー頁デザイン　三宅デザイン

## 執筆者一覧

**【監　修】**

山口　淳（リハビリテーション科専門医，医学博士）
　前 大阪市立総合医療センターリハビリテーション科 部長

**【編　集】**

田中　一成（リハビリテーション科専門医，医学博士）
　箕面市立病院リハビリテーションセンター 所長

**【執　筆】**

櫛辺　勇（専門作業療法士〔手外科〕，認定ハンドセラピスト，保健学修士，第10回日本ハンドセラピィ学会会長）
　医療法人晋真会 ベリタス病院リハビリテーション科

谷村　浩子（専門作業療法士〔手外科〕，認定ハンドセラピスト，第16回日本ハンドセラピィ学会会長）
　京都医健専門学校作業療法科 専任教員

藤原　英子（認定作業療法士，第25回日本ハンドセラピィ学会会長）
　医療法人東和会 第一東和会病院リハビリテーション部 部長

蓬莱谷　耕士（専門作業療法士〔手外科〕，認定ハンドセラピスト，保健学修士）
　医療法人仙養会 北摂総合病院リハビリテーション科

# 序

　上肢の「スプリント」といえば，ハンドセラピィの分野で作製経験の豊富なハンドセラピストによって自作される治療用装具，という印象をお持ちのかたも少なくあるまい．本来，スプリントは治療のためだけではなく，障害を有する人たちの日常生活動作や生活関連動作を容易にし，ひいてはQOLを向上させ得るものであるから，その適応はきわめて広く，リハビリテーションに従事するものにとって，もっと身近なツールであるはずである．しかし，現実にはスプリントの作製経験を有する作業療法士は意外に少なく，教育の現場でも学生がその作製方法を充分に学ぶ機会は乏しいと聞く．

　近年，わが国では高齢社会の到来に伴い，リハビリテーションに対するニーズが高まり，セラピスト数の充足のみならず，技能の向上が併せ求められるようになってきた．今後，多くの作業療法士にとって，基本的なスプリントならば，義肢装具士やハンドセラピストに委ねることなく，即座に作製できることがひとつのアドバンテージとなるであろう．

　このような状況に対応すべく，スプリントの作製経験の少ない作業療法士にとって比較的容易に取り組むことができる基本的なスプリントを取り上げてみた．いずれも一般の作業療法士にとってきわめて応用範囲の広いものであり，その作製方法を写真中心にわかりやすく解説した．本書を手にとれば一目瞭然なので，あえて詳細は述べないが，ほかにもさまざまな工夫がなされている．なお，本書はスプリント作製のための「実用書」であり，参考文献などは掲載しなかったため，詳細については原著や成書，総説を参考にしていただきたい．

　執筆陣は，いずれも数多くのスプリント作製に携わってきた作業療法士諸兄である．彼らは長年にわたりハンドセラピィの分野で各種の動的/静的スプリントの作製を手掛けてきており，今回そのノウハウを多くの作業療法士や学生，他のリハビリテーション関連職種にできるだけわかりやすくお伝えするようお願いした．

　本書で取り上げた8種類のスプリントは，リハビリテーションの急性期〜回復期〜生活期のいずれにおいても幅広く役立つ基本的なものばかりであるが，読者が活躍されている現場で個々のニーズに応じた工夫や改良を加えられ，さらに発展したスプリントを作製していただければ幸いである．もちろん，作製にあたっては，必ず医師の指示処方と適合判定を受けていただきたい．

　最後に，本書の執筆と編集にあたり，終始献身的な協力を惜しまれなかった作業療法士の野上真弓，大坪健一，西川佳奈の各氏に深謝するとともに，本書の企画から出版に至るまで，無理難題を快くお引き受けいただき，多大なご尽力を賜った医歯薬出版株式会社の塚本あさ子氏ほか関係各位に心から感謝したい．

2007年10月8日

山口　淳

# Splint 1 背側型コックアップスプリント（背側型手関節背屈保持副子）

| 部 位 | 目 的 |
|---|---|
| 手関節 | 固定 |
| 疾 患 | 支持 |
| RA | 保護 |
| ALS | 予防 |
| 橈骨神経麻痺 | 代償 |
| など | など |

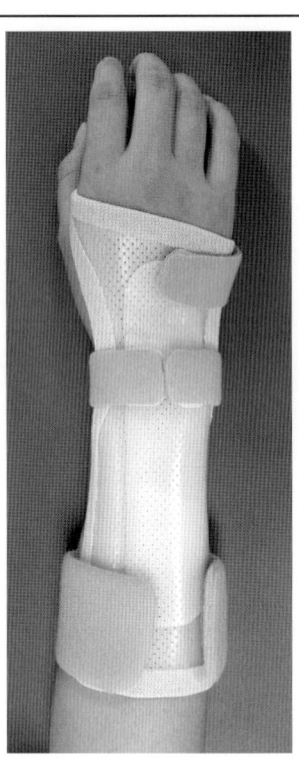
背側面

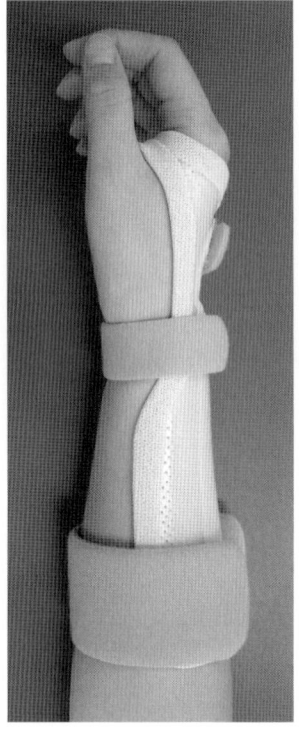
橈側面

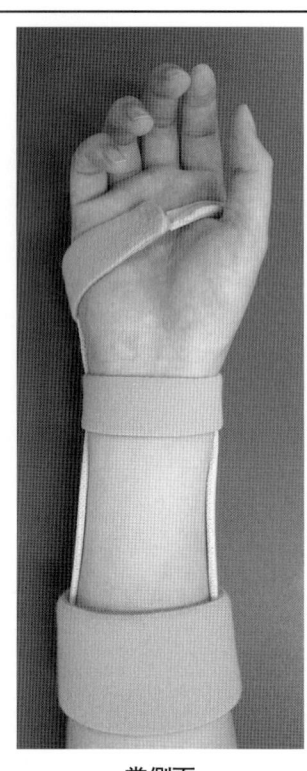
掌側面

● スプリントの特徴

最もよく作製される基本的スプリントのひとつ．手掌側が開放されているため，手指の細かな動きや感覚が制限されにくい．

● 準備するもの

材料
- スプリント材料
  - 強固な固定を目的とする場合：厚い素材（厚さ2.0〜3.2 mm）
  - 手関節の動きを多少許容する場合：薄い素材（厚さ1.6 mmなど）
  - A4またはB5サイズ程度の紙
  - ベルクロテープ®（オス）（できれば粘着テープ付きのもの）
- ソフトストラップ®またはベルクロテープ®（メス）
- エラテックス®（厚い素材を選択した場合は特に必要はない）

道具
- ヒートパンや鍋など（スプリント材料を温める）
- はさみ（特別なものは必要ない）
- ヒートガン（細部の調整や熱による接着に使用する）
- ボールペンまたは油性ペンなど

| SIDE MEMO | 作 製 手 順 |

### ポイント
・指部のトレースは不要である．
・トレースの際，ペンは垂直に立てて使用する．
・皮線の印は横から覗きながら確認してつける．
・中手骨バーは，手掌幅より長くすることで手関節部の強度が増す．
・患側手をトレースできなければ，健側手をトレースして作製した型紙を反転して使用する．

### 注 意
・母指球部を露出させる必要がある掌側型コックアップスプリントの型紙との違いに注意する．

【型紙・採型】

❶ 紙に手掌を下にして手形をトレースし，①近位手掌皮線，②遠位手掌皮線，③橈骨茎状突起，④尺骨茎状突起，および⑤前腕近位1/3の位置に印をつける（**写真1，2**）．

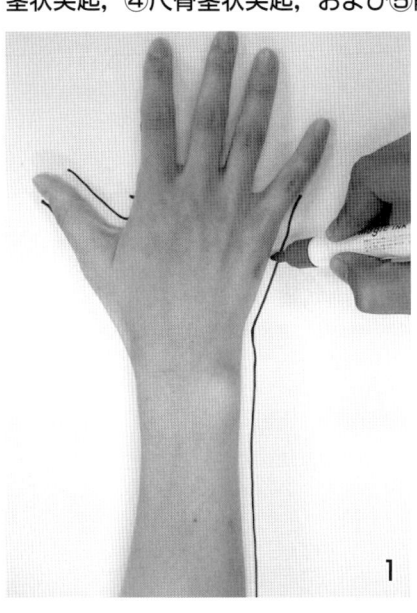 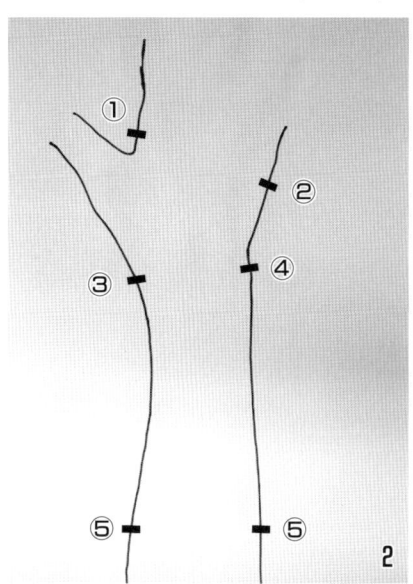

❷ 中手骨バーの幅は1.0〜1.5 cm，長さは手掌の長さより1 cm程度長くする．前腕部分の幅は前腕の2倍程度にする（**写真3**）．

❸ ボールペンや油性ペンで型紙をスプリント材料に写す（**写真4**）．

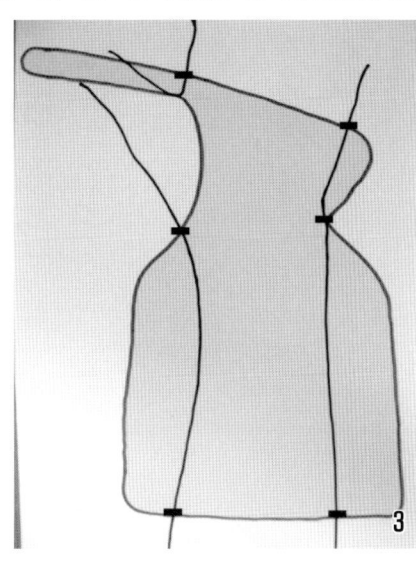 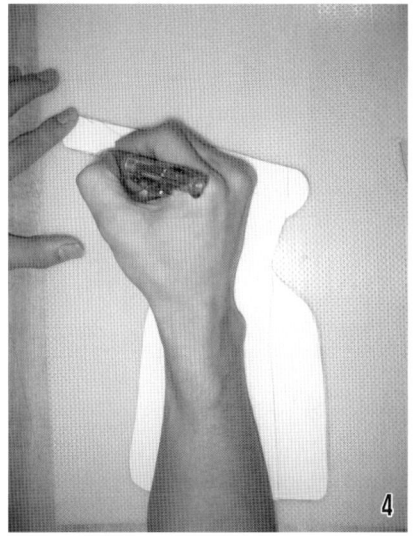

# Splint 1

## SIDE MEMO

**ポイント**
- 筆者らは，スプリント材料にオルフィット®を頻用しているが，オルソプラスト®を選択したときは，やや大きめに切り抜き，温めてから少し引っ張りながら裁断すると，切り口が滑らかになる．

**注意**
- 中手骨バーは中指の下（第3中手骨頭）あたりを作製者の母指の指腹で軽く圧迫するとアーチにきれいに沿う．強く圧迫したり，握るようにして合わせないこと．またこの際，スプリントの長軸中心と前腕の長軸中心がずれないように注意する．
- オルソプラスト®を選択したときは，遠位から弾性包帯を巻き，硬化を待つ．（「材料」の項参照）
- オルフィット®では，水で濡らした手で前腕部をなでるようにモールディングを行う．指で圧迫しないように注意する．

## 作製手順

【裁断】
① スプリント材料を温めずにそのまま切り抜く．

【モールディング】
① スプリント材料を指定温度（「材料」の項参照）で軟化させる．
② 対象者に前腕回内位，手関節軽度背屈位をとらせる．作製者は正面からアプローチし，最初に第1指間腔部と手背尺側部を合わせる（**写真5**）．
③ 中手骨バーを横アーチに沿うように合わせる（**写真6**）．

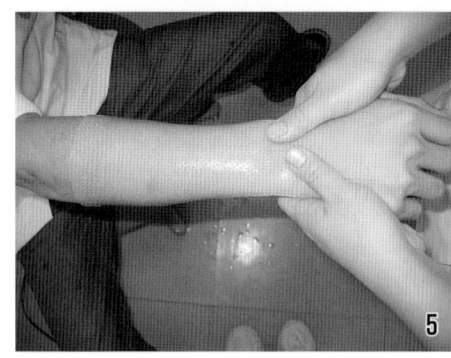
5

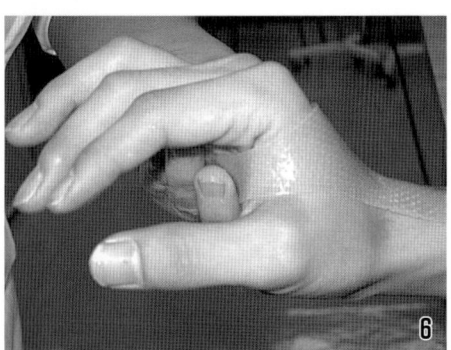
6

④ 強度に不安のある場合には，補強バーを中心に貼り付ける．オルフィット®ではヒートガンで接着面がやや透明になるまで熱して貼り付ける．オルソプラスト®では湯で温めただけでははずれることが多いので，接着剤で接着する（**写真7**）．

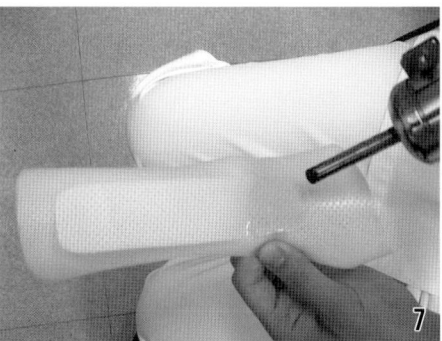
7

| SIDE MEMO | 作 製 手 順 |

### ポイント
・粘着テープ付きのベルクロテープ®は作製時間の短縮にもつながる．粘着テープを貼り付ける部位をヒートガンで熱してから貼り付けるとはがれにくい．
・ベルクロテープ®の角を丸く切っておくとはがれにくい．

### 注 意
・ベルクロテープ®の貼り付け位置が外側すぎるとはずれやすいので注意する．

【加工】
❶ 皮膚を保護するため，縁にエラテックス®を貼り付ける．
❷ ベルクロテープ®（オス）を貼り付ける（**写真 8, 9**）．
❸ ストラップを付ける（**写真 10**）．

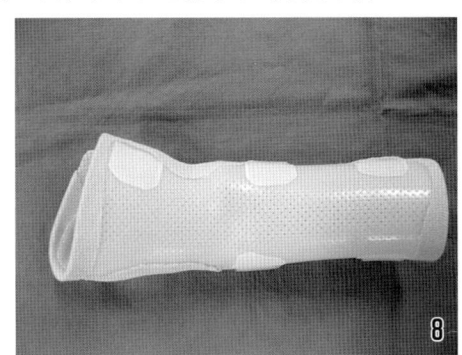
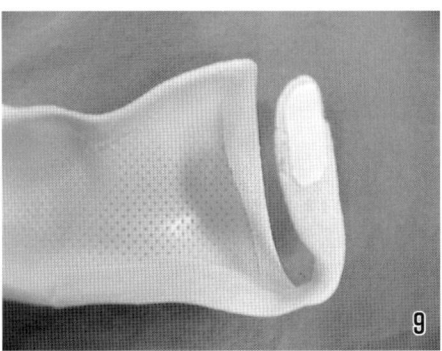
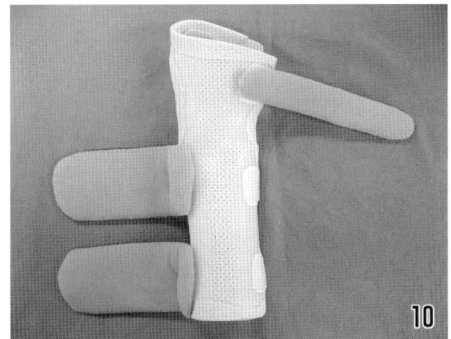

―――――――――――――――――――― 完成時のチェックポイント ――

● 背側指丘にバーは当たっていないか？
● 第1指間腔にバーが食い込んでいないか？
● 指MP関節は十分に屈曲できるか？
● 母指の動きを妨げていないか？

# Splint 2 掌側型コックアップスプリント（掌側型手関節背屈保持副子）

| 部 位 | 目 的 |
|---|---|
| 手関節 | 固定 |
| 疾 患 | 支持 |
| RA | 保護 |
| ALS | 予防 |
| 橈骨神経麻痺 | 代償 |
| など | など |

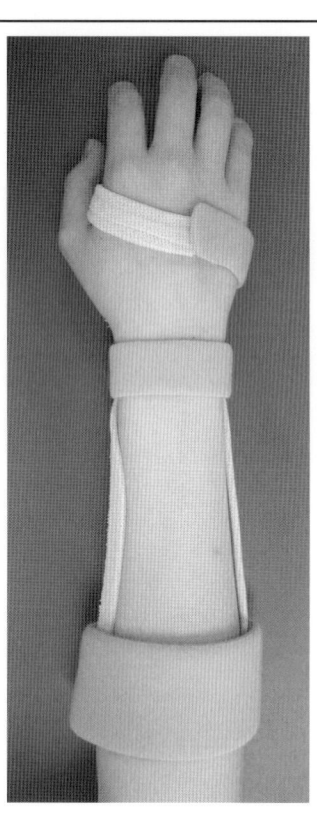
背側面

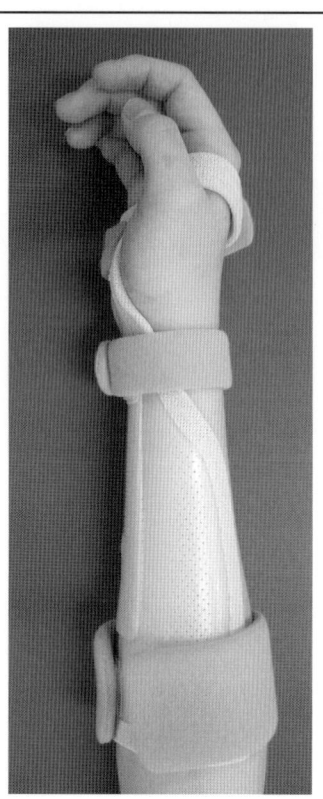
橈側面

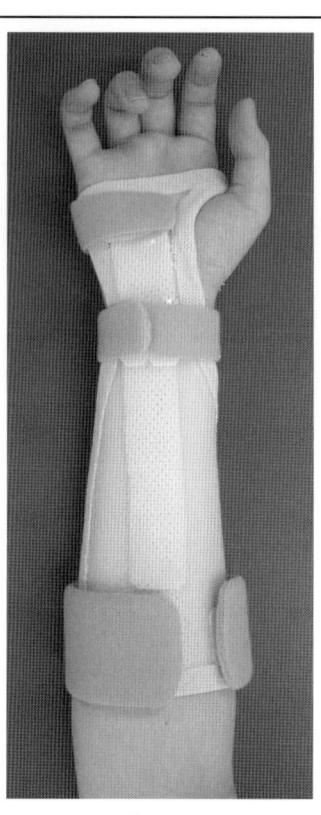
掌側面

● スプリントの特徴

手背に創傷がある場合や痙性（屈曲パターン）が強く背側型では対応できない場合に作製される．

● 準備するもの

[材料]

- スプリント材料
    - 強固な固定を目的とする場合：厚い素材（厚さ2.0〜3.2 mm）
    - 手関節の動きを多少許容する場合：薄い素材（厚さ1.6 mm など）
- A4またはB5サイズ程度の紙
- ベルクロテープ®（オス）（できれば粘着テープ付きのもの）
- ソフトストラップ®またはベルクロテープ®（メス）
- エラテックス®（厚い素材を選択した場合は特に必要はない）

[道具]

- ヒートパンや鍋など（スプリント材料を温める）
- はさみ（特別なものは必要ない）
- ヒートガン（細部の調整や熱による接着に使用する）
- ボールペンまたは油性ペンなど

| SIDE MEMO | 作製手順 |

### ポイント
・指部のトレースは不要である．
・トレースの際，ペンは垂直に立てて使用する．
・皮線の印は横から覗きながら確認してつける．
・患側手をトレースできなければ，健側手をトレースして作製した型紙を反転して使用する．

### 注意
・母指球部を露出させる必要がある点で，背側型コックアップスプリントの型紙との違いに注意する．

【型紙・採型】

❶ 紙に手掌を下にして手形をトレースし，①近位手掌皮線，②遠位手掌皮線，③橈骨茎状突起，④尺骨茎状突起，および⑤前腕近位1/3の位置に印をつける（**写真1，2**）．

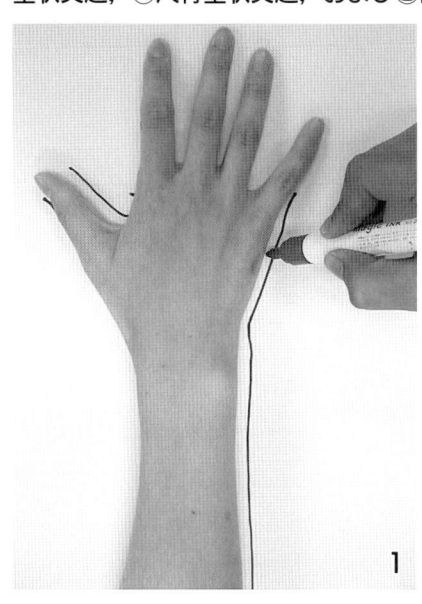
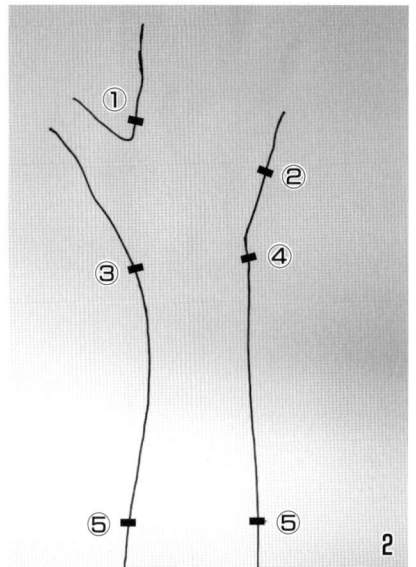

❷ 写真3のように線を引き，型紙を切りとる（**写真3**）．

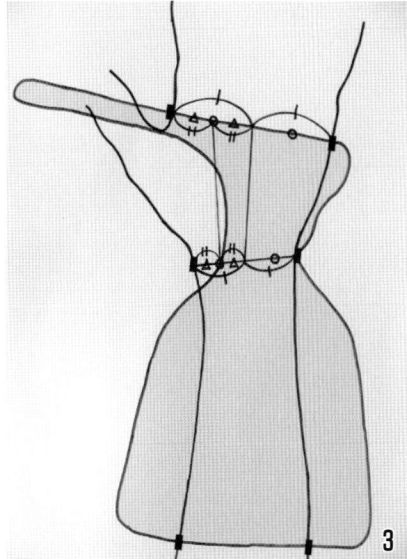

❸ ボールペンや油性ペンで型紙をスプリント材料に写す．

# Splint 2

| SIDE MEMO | 作製手順 |

**ポイント**
・筆者らは，スプリント材料にオルフィット®を頻用しているが，オルソプラスト®を選択したときは，やや大きめに切り抜き，温めてから少し引っ張りながら裁断すると，切り口が滑らかになる．

**ポイント**
・強く引っ張りすぎて小指球のふくらみをつぶさないように注意する．
・オルソプラスト®を選択したときは，遠位から弾性包帯を巻き，硬化を待つ．(「材料」の項参照)
・オルフィット®では，水で濡らした手で前腕部をなでるようにモールディングを行う．指で圧迫しないように注意する．

【裁断】
❶ スプリント材料を温めずにそのまま切り抜く．

【モールディング】
❶ スプリント材料を指定温度（「材料」の項参照）で軟化させる．
❷ 対象者に前腕回外位，手関節軽度背屈位をとらせる．作製者は正面からアプローチする（**写真4**）．
❸ 最初に第1指間腔部と手掌尺側部を合わせる（**写真5**）．
❹ 中手骨バーを横アーチに沿うように合わせる（**写真5**）．

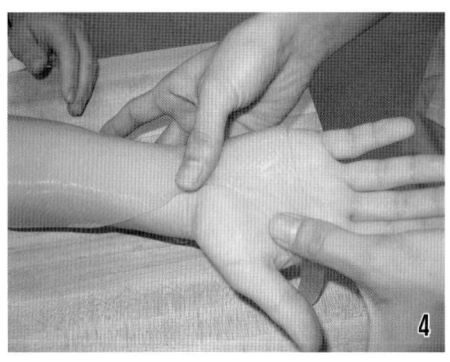
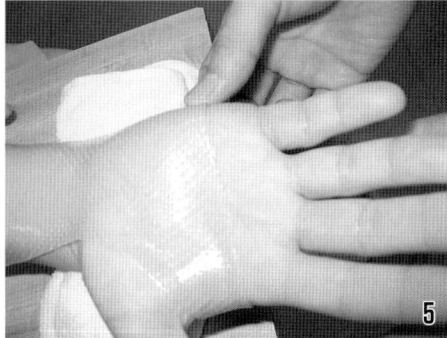

❺ 母指球皮線を越す場合は折り曲げる（**写真6**）．
❻ 手関節部と小指球部はやや引っ張り気味に合わせる（**写真7**）．

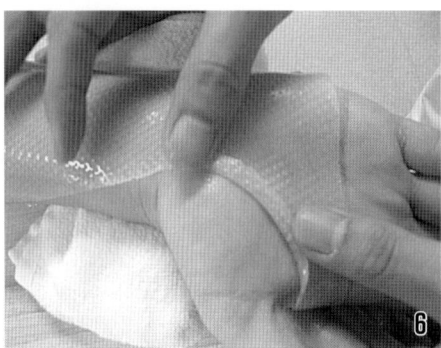
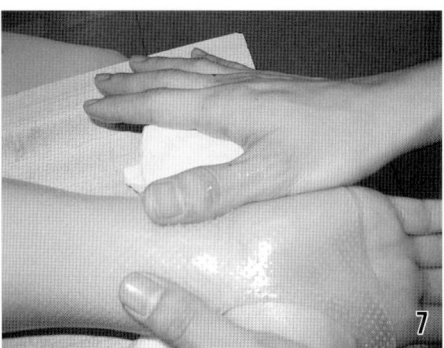

| SIDE MEMO | 作製手順 |

❼ 強度に不安のある場合には，補強バーを中心に貼り付ける．オルフィット®ではヒートガンで接着面がやや透明になるまで熱して貼り付ける．オルソプラスト®ではお湯で温めただけでははずれることが多いので，接着剤で接着する（**写真8**）．

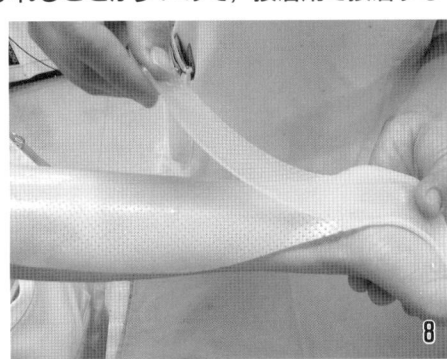

【加工】
❶ 皮膚を保護するため，縁にエラテックス®を貼り付ける．
❷ ベルクロテープ®（オス）を貼り付ける（**写真9**）．
❸ ストラップを付ける（**写真10**）．

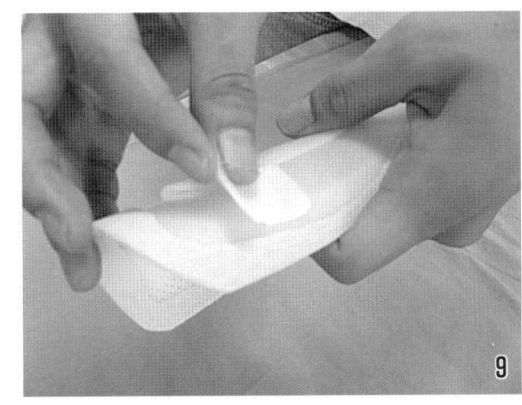
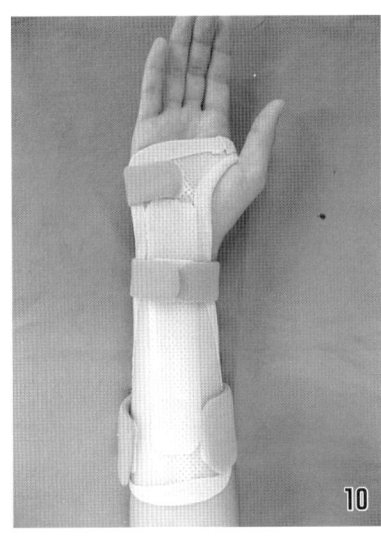

### ポイント
・粘着テープ付きのベルクロテープ®は作製時間の短縮にもつながる．粘着テープを貼り付ける部位をヒートガンで熱してから貼り付けるとはがれにくい．
・ベルクロテープ®の角を丸く切っておくとはがれにくい．

### 注意
・ベルクロテープ®の貼り付け位置が外側すぎるとはずれやすいので注意する．
・縁に近い部分にベルクロテープ®を貼り付けるとはずれやすく安定感を欠く．

### 完成時のチェックポイント
● 背側指丘に当たっていないか？
● 指MP関節は十分に屈曲できるか？
● 母指の動きを妨げていないか？
● 母指球，小指球部を圧迫していないか？

# Splint 3

## 全周型コックアップスプリント（全周型手関節背屈保持副子）

| 部 位 | 目 的 |
|---|---|
| 手関節 | 固定 |
| **疾 患** | 支持 |
| RA | 保護 |
| ALS | 予防 |
| 橈骨神経麻痺 | 代償 |
| など | など |

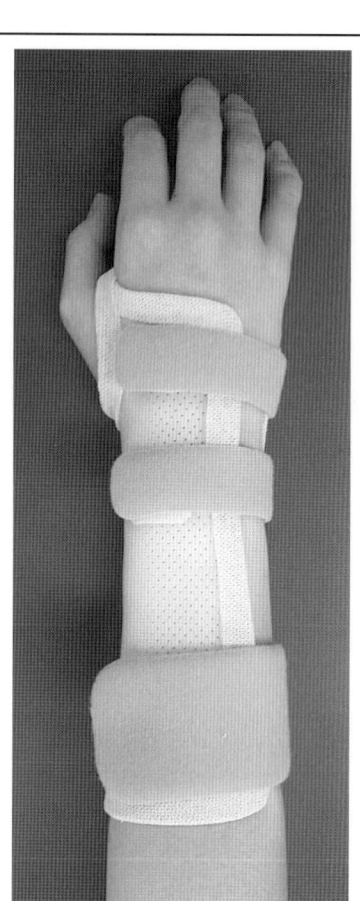
背側面

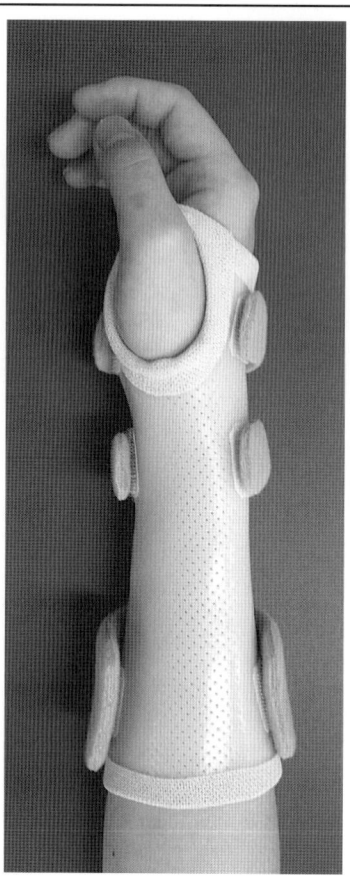
橈側面

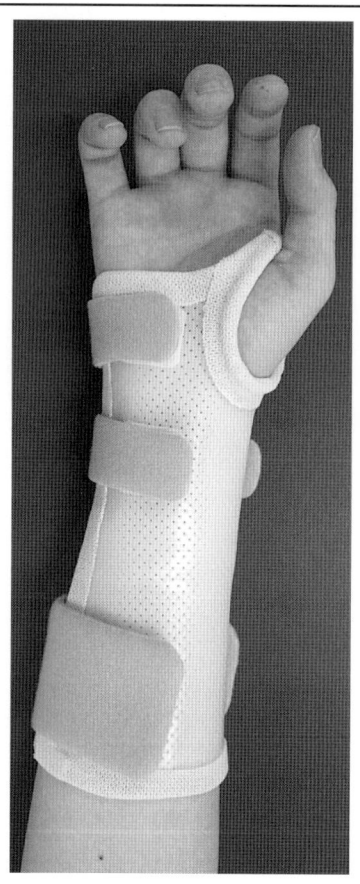
掌側面

●スプリントの特徴

背側型や掌側型に比べて固定性に優れるため，手関節部の不安定性が強い場合によく作製される．

●準備するもの

材料

- スプリント材料：薄い素材（厚さ1.6mmなど）
- A4またはB5サイズ程度の紙
- ベルクロテープ®（オス）（できれば粘着テープ付きのもの）
- ソフトストラップ®またはベルクロテープ®（メス）
- エラテックス®（厚い素材を選択した場合は特に必要はない）

道具

- ヒートパンや鍋など（スプリント材料を温める）
- はさみ（特別なものは必要ない）
- ヒートガン（細部の調整や熱による接着に使用する）
- 革細工用ポンチ，木槌，ゴム板（指を通す穴を開ける）
- ボールペンまたは油性ペンなど

| SIDE MEMO | 作 製 手 順 |

**ポイント**

・指部のトレースは不要である．

・トレースの際，ペンは垂直に立てて使用する．

・皮線の印は横から覗きながら確認してつける．

・母指を通す位置を型紙上に印をつけておく．

・患側手をトレースできなければ，健側手をトレースして作製した型紙を反転して使用する．

【型紙・採型】

❶ 紙に手掌を下にして手形をトレースし，①近位手掌皮線，②遠位手掌皮線，③橈骨茎状突起，④尺骨茎状突起，および⑤前腕1/2の位置に印をつける（写真1，2）．

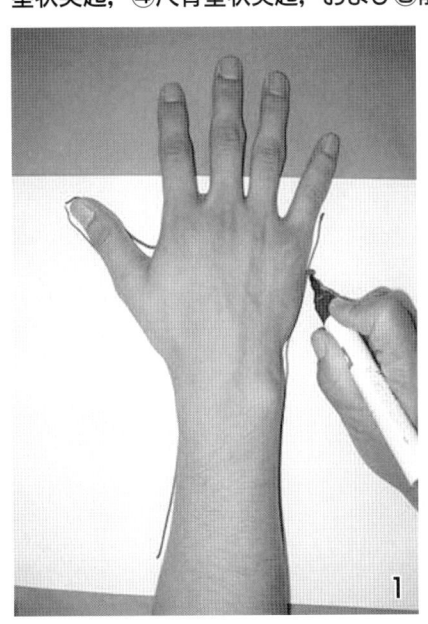
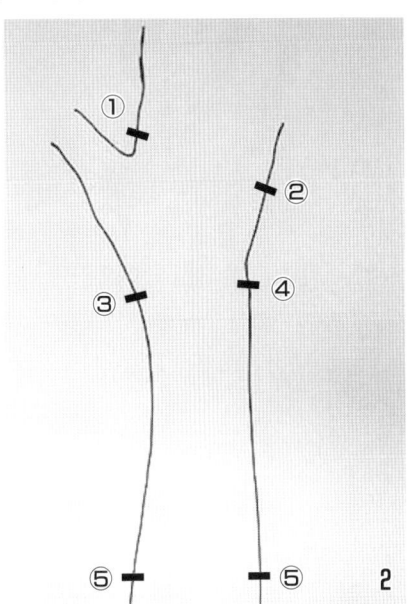

❷ ①近位手掌皮線と②遠位手掌皮線を結ぶ線を引く．尺側は手・前腕の尺側縁に合わせる．母指の基部から橈骨茎状突起にかけては写真のように曲線を引く（**写真3，4**）．

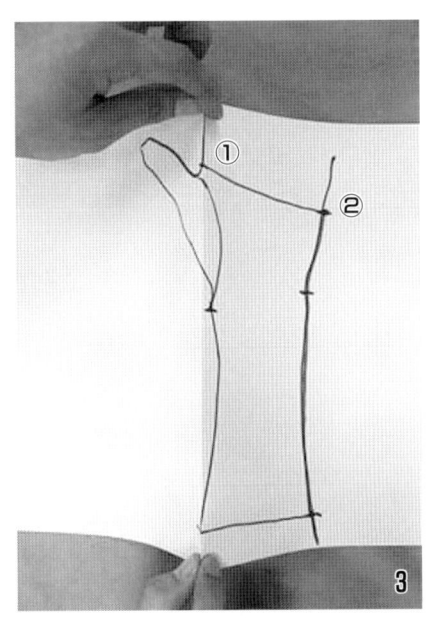
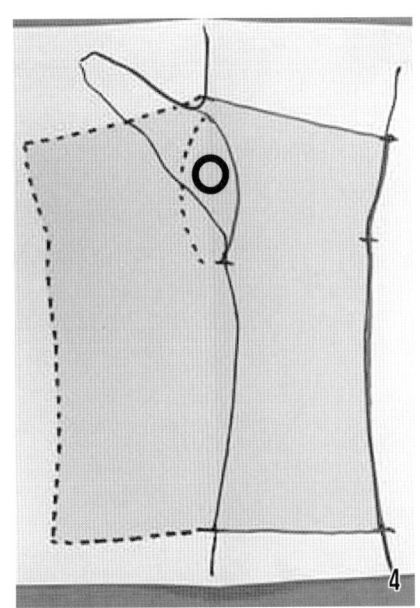

❸ 紙を二つに折り，透かしながら左右対称に作図する（**写真3**）．

❹ 展開すると**写真4**のようになる（○印はポンチであける穴の位置）．

## 作製手順

❺ ボールペンや油性ペンで型紙をスプリント材料に写す（**写真5**）．

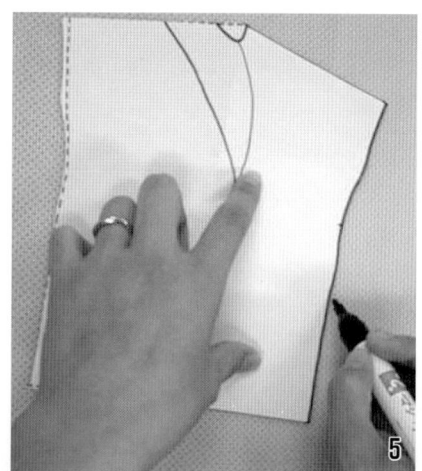

【裁断】

❶ スプリント材料を温めずにそのまま切り抜く．

❷ 母指を通す穴を，革細工で使用するポンチで約2cmの長径であける（**写真6**）．

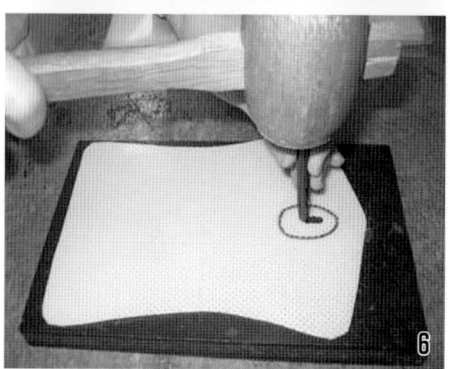

【モールディング】

❶ スプリント材料を指定温度（「材料」の項参照）で軟化させる．

❷ 対象者に前腕回内外中間位，手関節軽度背屈位をとらせる．作製者は正面からアプローチする（**写真7**）．

❸ 母指球部と小指球部のふくらみに沿うように引っ張りながら合わせる（**写真8，9**）．

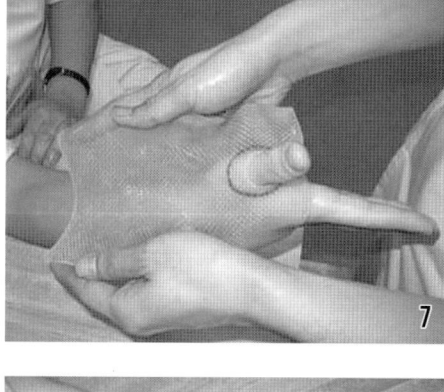

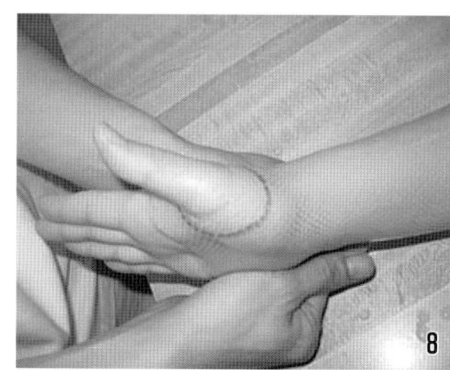

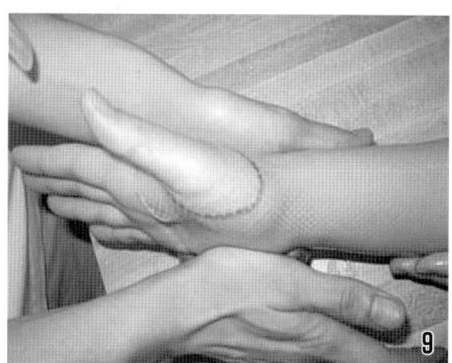

## SIDE MEMO

**ポイント**

・筆者らは，スプリント材料にオルフィット®を頻用しているが，オルソプラスト®を選択したときは，やや大きめに切り抜き，温めてから少し引っ張りながら裁断すると，切り口が滑らかになる．

・オルソプラスト®を選択したときは，遠位から弾性包帯を巻き，硬化を待つ．（「材料」の項参照）

・手関節背側部と小指球部はやや引っ張り気味に合わせる（**写真7**）．

**注意**

・オルフィット®では，水で濡らした手で前腕部をなでるようにモールディングを行う．指で圧迫しないように注意する．

| SIDE MEMO | 作 製 手 順 |

**注　意**
・強く引っ張りすぎて母指球と小指球のふくらみをつぶさないように注意する（写真8, 9）.

❹　母指の動きを妨げないように穴の大きさを調節する（**写真10**）.
❺　折り返した部分はヒートガンで熱したあと圧を加えて表面を滑らかにする（**写真11**）. このとき作製者の手指を水で濡らして作業すると熱したスプリント材料を加工しやすい.

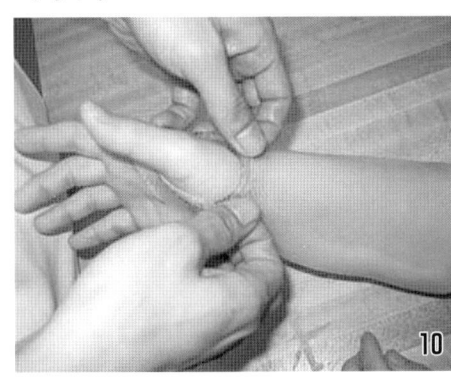 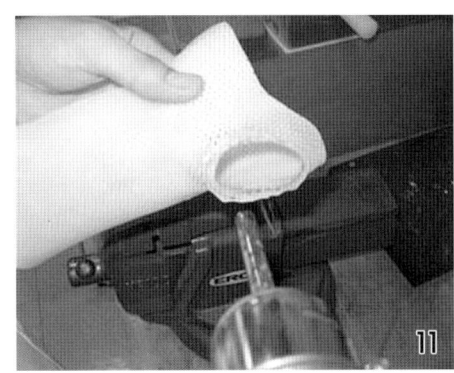

**ポイント**
・粘着テープ付きのベルクロテープ®は作製時間の短縮にもつながる. 粘着テープを貼り付ける部位をヒートガンで熱してから貼り付けるとはがれにくい.
・ベルクロテープ®の角を丸く切っておくとはがれにくい.

【加工】
❶　皮膚を保護するため, 縁にエラステックス®を貼り付ける.
❷　ベルクロテープ®（オス）を貼り付ける.
❸　ストラップを付ける（**写真12, 13**）.

**注　意**
・ベルクロテープ®の貼り付け位置が外側すぎるとはずれやすいので注意する.
・縁に近い部分にベルクロテープ®を貼り付けるとはずれやすく安定感を欠く.

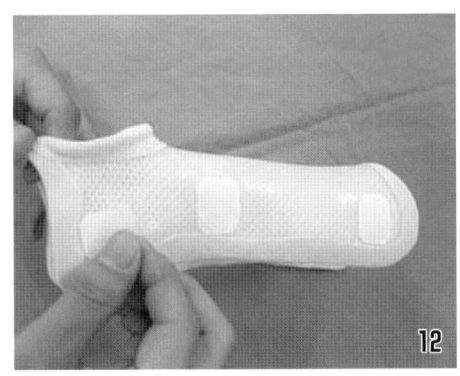 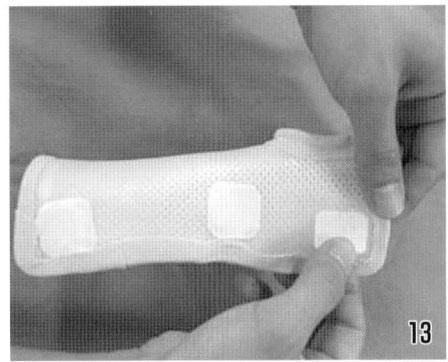

　　　掌側　　　　　　　　　　　背側

## check ──────────────── 完成時のチェックポイント

● 背側指丘に当たっていないか？
● 横アーチは十分か？
● 指MP関節は十分に屈曲できるか？
● 母指の動きを妨げていないか？
● 母指球部, 小指球部を圧迫していないか？

# Splint 4 短母指対立スプリント

| 部 位 | 目 的 |
|---|---|
| 母指 | 固定 |
| **疾 患** | 保護 |
| RA | 代償 |
| ALS | など |
| 正中神経麻痺 | |
| CM関節症 | |
| など | |

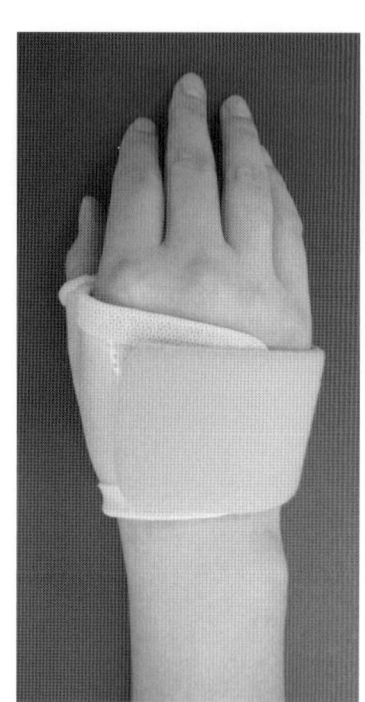

背側面

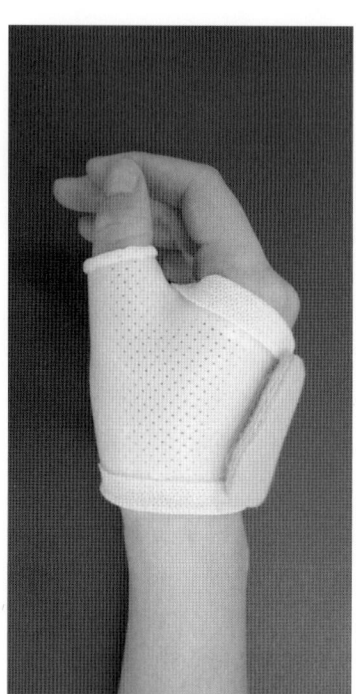

橈側面

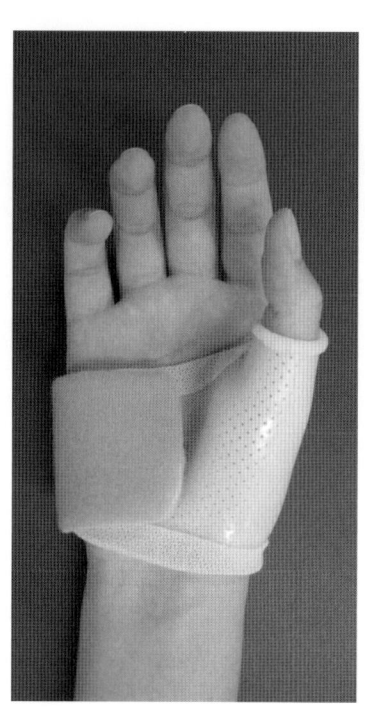

掌側面

## ●スプリントの特徴

母指を対立位に保つことで手指の細かな動き（特につまみ動作）を可能にする．
手関節の動きを制限せずに母指を固定する場合に作製される．

## ●準備するもの

<u>材料</u>

- スプリント材料：薄い素材（厚さ1.6 mmなど）は母指球の形状にフィットしやすい
- B5サイズ程度の紙
- ベルクロテープ®（オス）（できれば粘着テープ付きのもの）
- ソフトストラップ®またはベルクロテープ®（メス）
- エラテックス®（厚い素材を選択した場合は特に必要はない）

<u>道具</u>

- ヒートパンや鍋など（スプリント材料を温める）
- はさみ（特別なものは必要ない）
- ヒートガン（細部の調整や熱による接着に使用する）
- ボールペンまたは油性ペンなど

## SIDE MEMO

**ポイント**

・患側手をトレースできなければ，健側手をトレースして作製した型紙を反転して使用する．

## 作製手順

【型紙・採型】

❶ 紙に手掌を下にして母指橈側外転位で手形をトレースする．

❷ ①近位手掌皮線，②遠位手掌皮線，③橈骨茎状突起，④尺骨茎状突起，⑤母指指節間皮線に印をつけ，それぞれの橈尺側を結ぶ（写真1）．

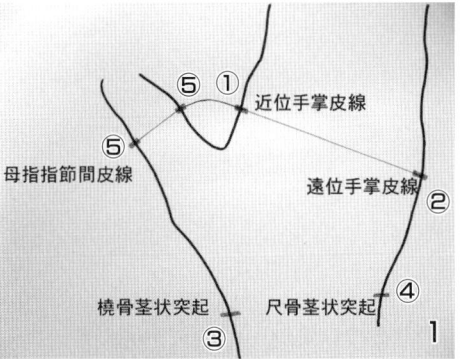

❸ 遠位手掌皮線と近位手掌皮線を結んだ線を橈側に，母指指節間皮線を結んだ線を尺側に延長し，交わる点を山なりに作図する（写真1）．

❹ 母指指節間皮線（橈側）と橈骨茎状突起部は5mm延長して手形に沿うように線を引く（写真2）．

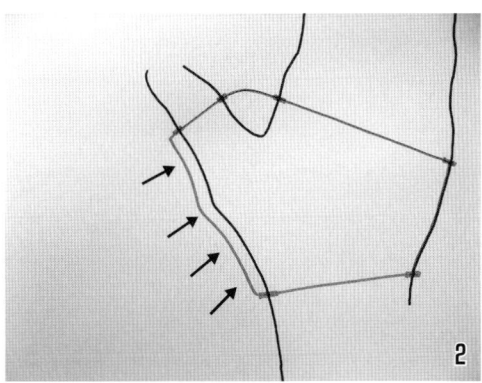

❺ 延長した母指指節間皮線（橈側）と橈骨茎状突起部を結ぶ線を境に紙を二つに折り（写真3），型取った線と対称な線を引く（写真4）．

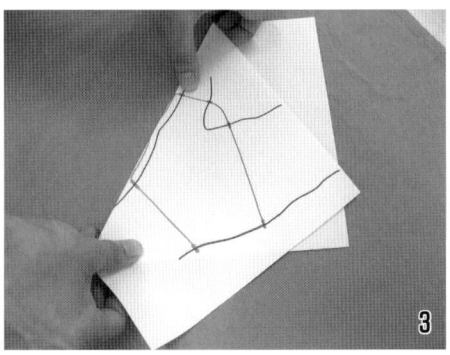 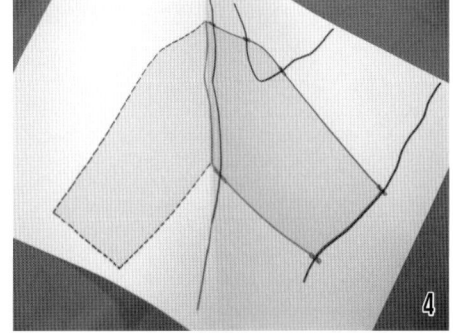

❻ 型取った線に沿い紙を切りとる．

# Splint 4

| SIDE MEMO | 作製手順 |

【裁断】
　ボールペンや油性ペンで型紙をスプリント材料に写し，スプリント材料を温めずにそのまま切り抜く（**写真5, 6**）．

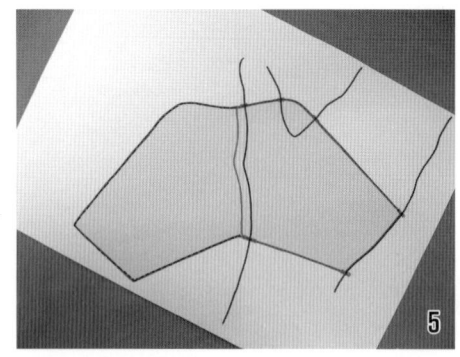
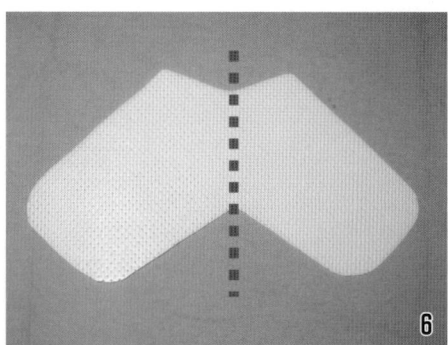

【モールディング】
❶　スプリント材料をお湯につけ，指定温度（「材料」の項参照）で軟化させる（**写真7**）．
❷　前腕回内外中間位，母指は橈側外転・掌側外転45°位（対立位）にする．このとき対象者の手を水で濡らしておく（**写真8**）．

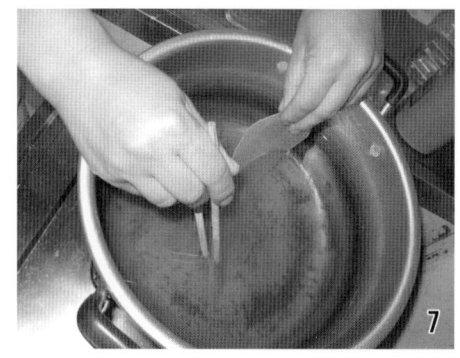
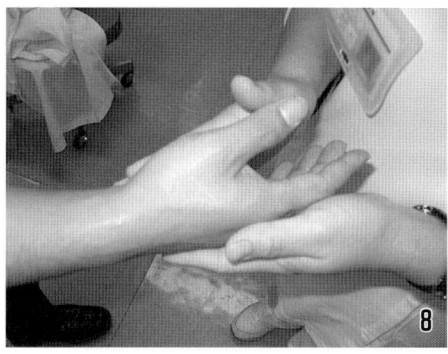

❸　スプリント材料の対称軸（写真6の点線）を母指の指節間部（IP関節部）と遠位手掌皮線を目安に，第1中手骨背側にあてる（**写真9**）．

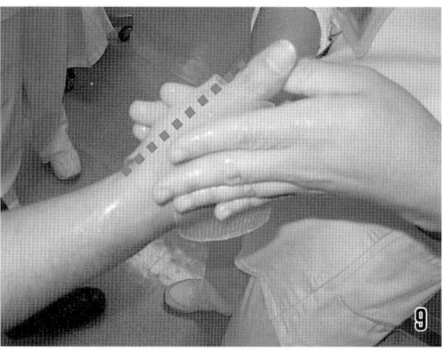

**ポイント**
・流し台を水で少し浸しておき，お湯から取り出したスプリント材料をさっと置くことでわずかな冷却を得られる．
・対象者の母指を包み込むように把持すれば，母指球部のモールディングをきれいに行うことができる．
・全面接触させるために，手掌面を使ってなでるようにモールディングを行う．

| SIDE MEMO | 作製手順 |

❹ 手背と手掌をなでるように全面接触させる（**写真 10〜12**）．特に第1指間腔部を掌背側で合わせる際，重なり部分をできる限り凹凸のないよう均一にする．

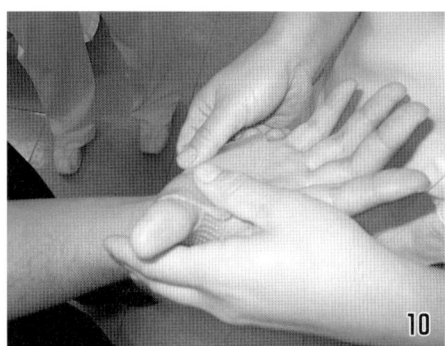
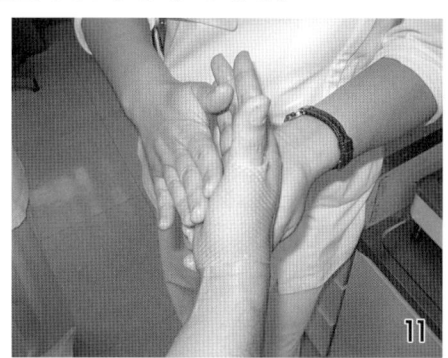
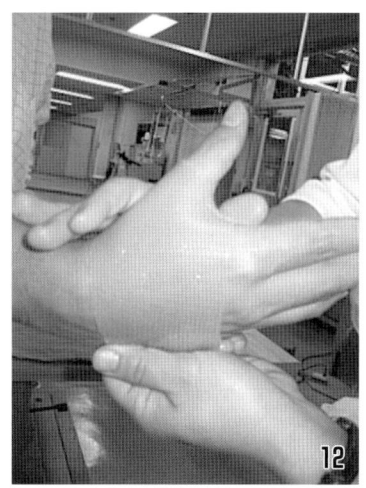

❺ 掌側・背側ともに2〜4指のMP関節の動きの妨げにならないように，余分な部分を切りとる（**写真 13, 14**）．

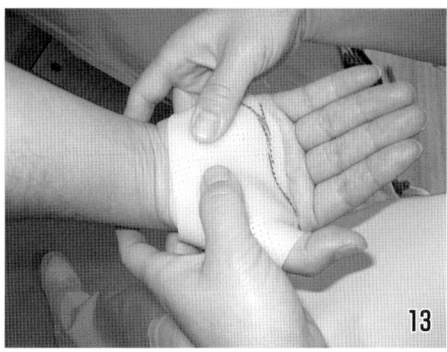
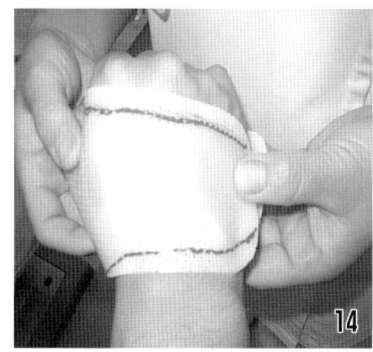

❻ 近位端は手関節の動きを妨げない長さに切りとる（**写真 14**）．

# Splint 4

| SIDE MEMO | 作製手順 |

### ポイント

- IP関節部の折り返し部分は圧迫を受けやすいため，しっかりと折り返す．
- ヒートガンで接着操作をする際，スプリント材料が透明になるまで温める必要はなく，光沢が出る程度でよい．また作製者の手を水で濡らしておくとベタつかず，指紋も残りにくい．
- 粘着テープ付きのベルクロテープ®は作製時間の短縮にもつながる．粘着テープを貼り付ける部位をヒートガンで熱してから貼り付けるとはがれにくい．

【加工】

❶ 第1指間腔部の重なり部分をヒートガンで確実に接着し，凹凸面を修正する（**写真15**）．

❷ IP関節が十分に屈曲できるように縁をお湯につけて折り返す（**写真16, 17**）．

❸ 再度装着させて，IP関節の可動性，全面接触しているかどうか，隆起部の圧迫程度などをチェックする（**写真18**）．

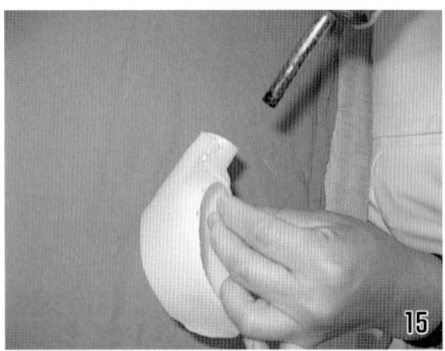 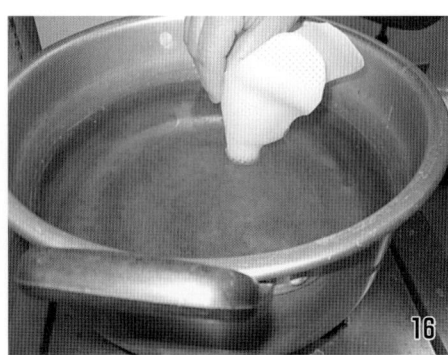

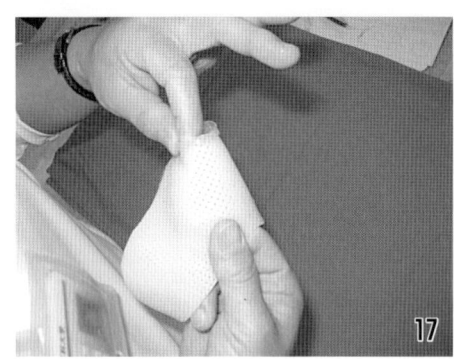 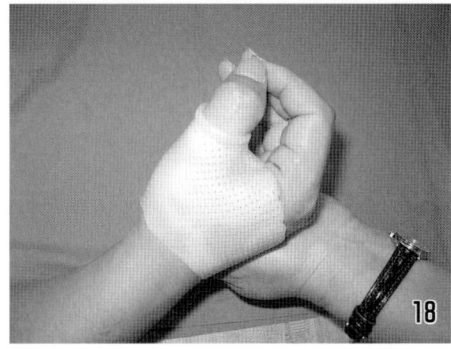

❹ 掌背側の適切な部分にヒートガンでベルクロテープ®（オス）を貼り付け（**写真19**），ストラップを取り付ける（**写真20**）．

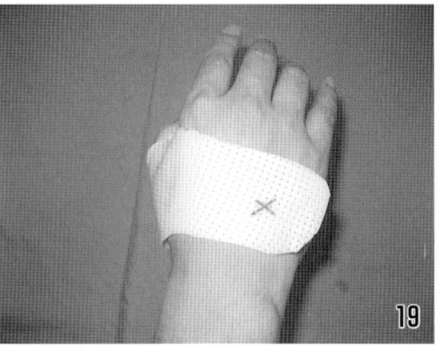 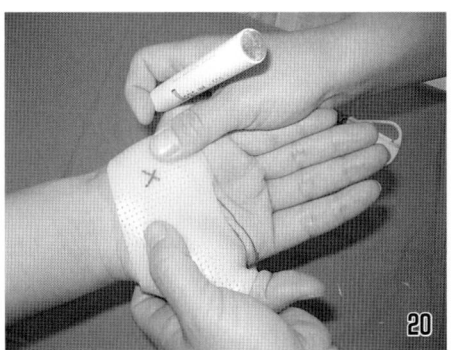

❺ 皮膚の保護のため縁にエラテックス®を貼り付ける．

完成時のチェックポイント

- 母指IP関節の動きを妨げていないか？
- 手関節の動きを妨げていないか？
- 母指球部を圧迫していないか？
- 背側指丘に当たっていないか？
- 指MP関節の屈曲方向の動きを妨げていないか？

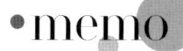

# Splint 5 長母指対立スプリント

| 部 位 | 目 的 |
|---|---|
| 手関節, 母指 | 固定 |
| 疾 患 | 支持 |
| RA | 保護 |
| ALS | 代償 |
| 正中神経麻痺 | など |
| など | |

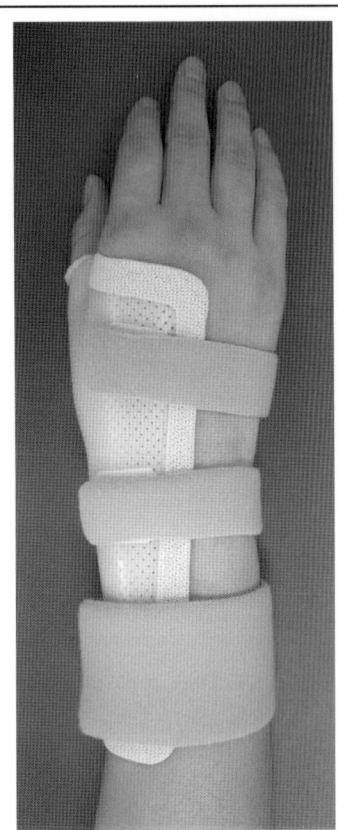
背側面

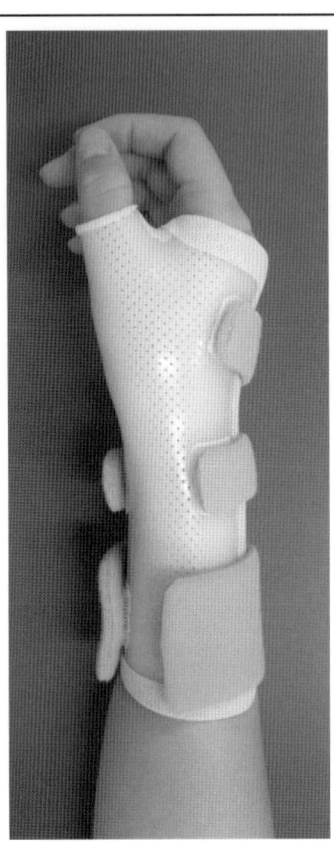
橈側面

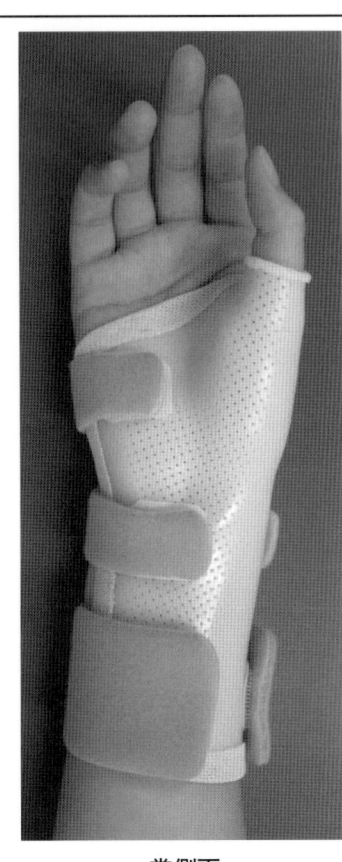
掌側面

● スプリントの特徴

母指を対立位に保つことで手指の細かな動き（特につまみ動作）を可能にする．手関節を固定することができるため，各種麻痺手に作製される．

● 準備するもの

材料

- スプリント材料：薄い素材（厚さ1.6 mmなど）は母指球の形状にフィットしやすい
- B5サイズ程度の紙
- ベルクロテープ®（オス）（できれば粘着テープ付きのもの）
- ソフトストラップ®またはベルクロテープ®（メス）
- エラテックス®（厚い素材を選択した場合は特に必要はない）

道具

- ヒートパンや鍋など（スプリント材料を温める）
- はさみ（特別なものは必要ない）
- ヒートガン（細部の調整や熱による接着に使用する）
- ボールペンまたは油性ペンなど

| SIDE MEMO | 作製手順 |

**ポイント**

・指部のトレースは不要である．

・トレースの際，ペンは垂直に立てて使用する．

・皮線の印は横から覗きながら確認してつける．

・患側手をトレースできなければ，健側手をトレースして作製した型紙を反転して使用する．

【型紙・採型】

❶ 紙に手掌を下にして母指橈側外転位で手形をトレースする（**写真1**）．

❷ ①近位手掌皮線，②遠位手掌皮線，③橈骨茎状突起，④尺骨茎状突起，⑤母指指節間皮線，および⑥前腕1/2に印をつける（**写真2**）．

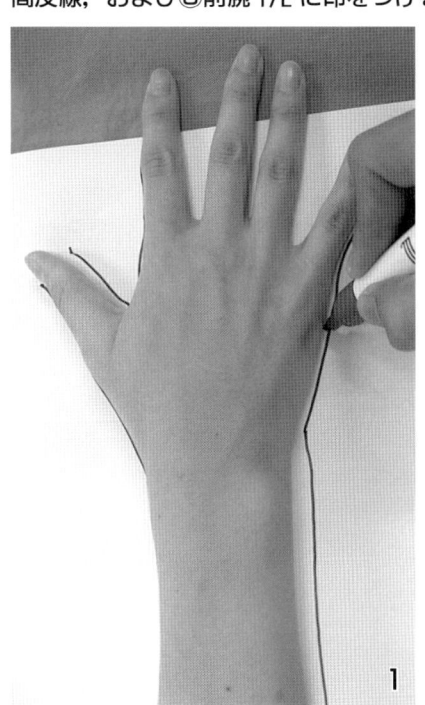 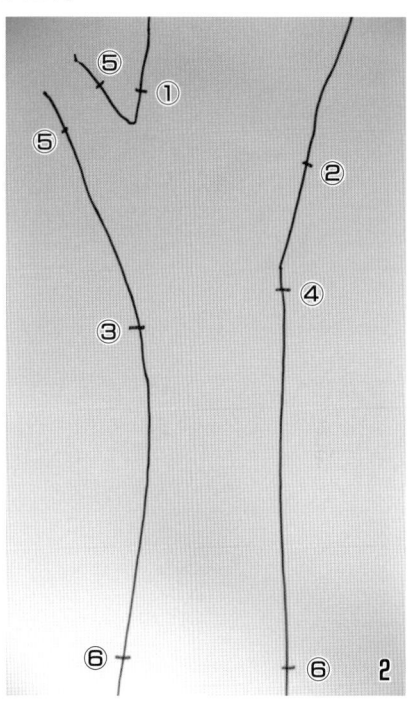

❸ 遠位手掌皮線と近位手掌皮線を結んだ線を橈側に，母指指節間皮線を結んだ線を尺側に延長し，交わる点を山なりに作図する（**写真3**）．

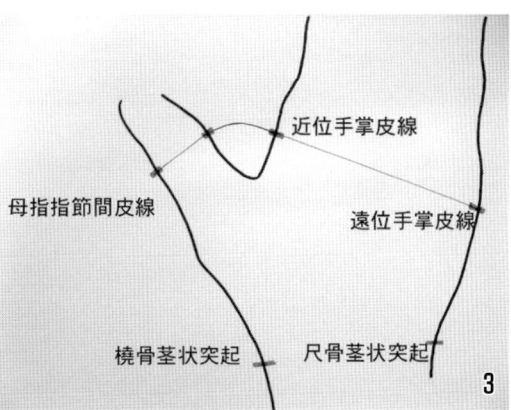

長母指対立スプリント

## Splint 5

### SIDE MEMO | 作製手順

❹ 母指指間皮線橈側部と前腕1/2橈側部にそれぞれ点A，Bを描く（**写真4**）．

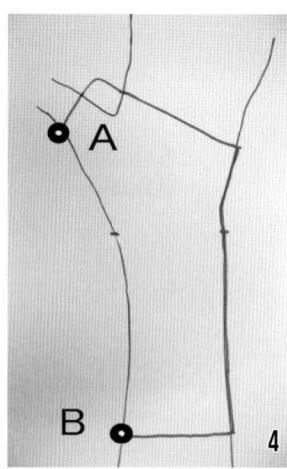

❺ 点AとBを結ぶ線を境に紙を二つに折る（**写真5**）．
❻ 型取った線に沿って紙を切りとる（**写真6**）．

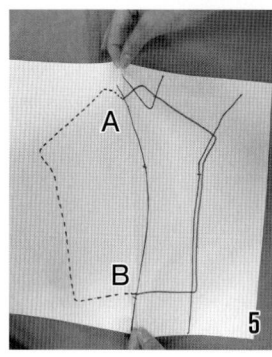 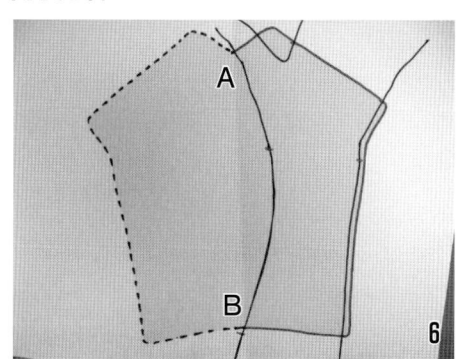

【裁断】
　ボールペンや油性ペンでスプリント材料を写し，スプリント材料を温めずにそのまま切り抜く（**写真7**）．

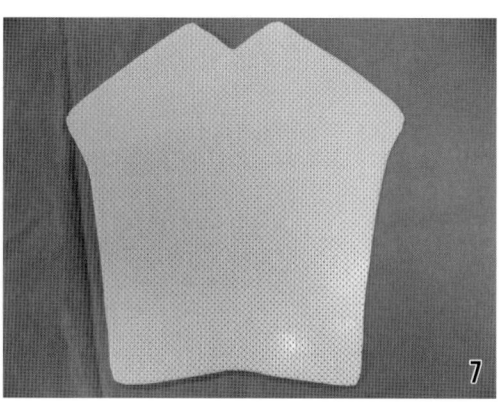

### ポイント

・筆者らは，スプリント材料にオルフィット®を頻用しているが，オルソプラスト®を選択したときは，やや大きめに切り抜き，温めてから少し引っ張りながら裁断すると，切り口が滑らかになる．

| SIDE MEMO | 作 製 手 順 |

**ポイント**
・母指球部を引っ張るようにして丸みをだす．強く圧迫しすぎないように注意する．

**ポイント**
・オルソプラスト®を選択したときは，遠位から弾性包帯を巻いて硬化を待つ（「材料」の項参照）．

**注 意**
・オルフィット®を選択したときは，水で手を濡らしてなでるようにモールディングを行う．特に前腕部は指で圧迫しないよう注意する．

【モールディング】

❶ スプリント材料をお湯につけ，指定温度（「材料」の項参照）で軟化させる（**写真 8**）．
❷ 前腕回内外中間位，手関節軽度背屈位，母指は橈側外転・対立位にする．軟化したら，母指 IP 関節部と前腕 1/2 部を目安にスプリント材料をあてる（**写真 9**）．

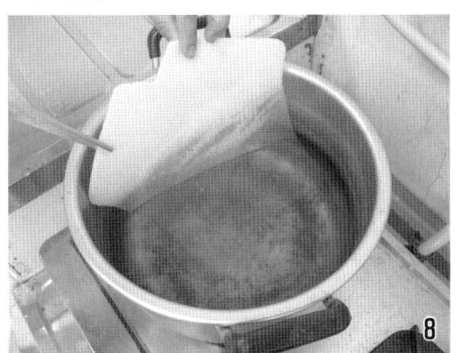
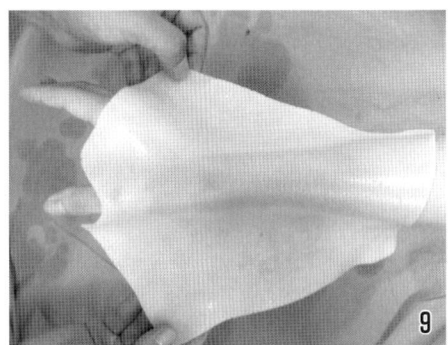

❸ 第1指間腔部を掌背側で合わせる際，重なり部分をできる限り凹凸のないよう均一にし（**写真 10, 11**），遠位手掌皮線に合わせて印をつけておく（**写真 12 の線**）．

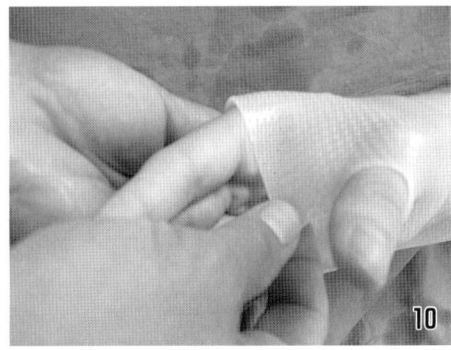
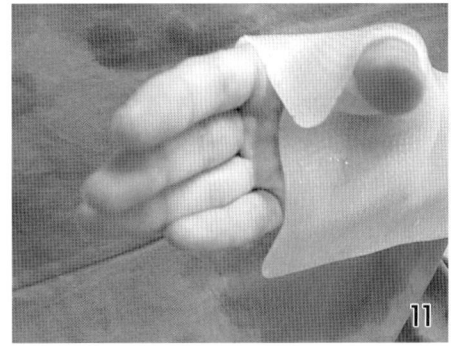

❹ 前腕の幅の 2/3 になるように，余分な部分を切りとる（**写真 13**）．

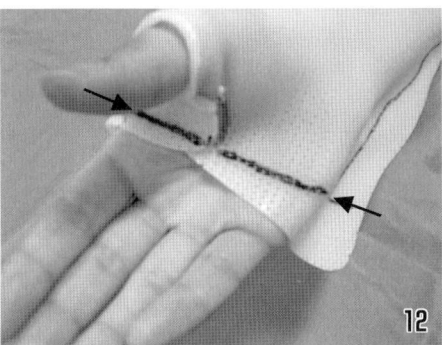
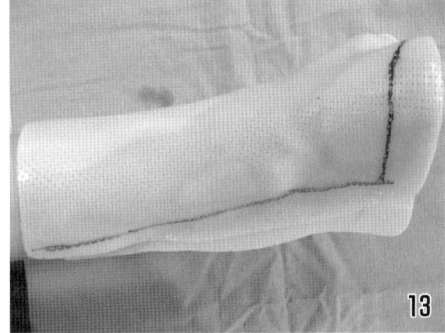

# Splint 5

## SIDE MEMO

**ポイント**
・ヒートガンで接着操作をする際，スプリント材料が透明になるまで温める必要はなく，光沢が出る程度でよい．また作製者の手を水で濡らしておくとベタつかず，指紋も残りにくい．

**ポイント**
・粘着テープ付きのベルクロテープ®は作製時間の短縮にもつながる．粘着テープを貼り付ける部位をヒートガンで熱してから貼り付けるとはがれにくい．
・ベルクロテープ®の角を丸く切っておくとはがれにくい．

**注意**
・ベルクロテープ®の貼り付け位置が外側すぎるとはずれやすいので注意する．
・IP関節部の折り返し部分は圧迫を受けやすいため，しっかりと折り返す（写真15：矢印）．

## 作製手順

❺ 重ね合わせた部分をヒートガンで接着し，できるだけ薄くなるように圧着する（**写真14**）．

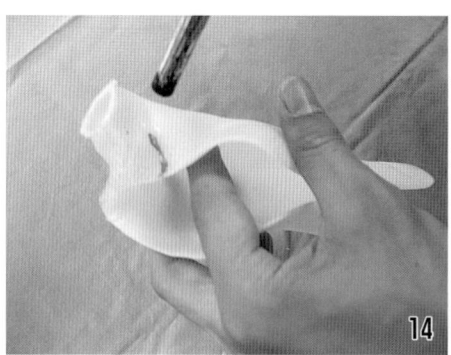

【加工】
❶ IP関節が十分に屈曲できるように縁をお湯につけて折り返す（**写真15：矢印**）．
❷ 皮膚の保護のため縁にエラテックス®を貼り付ける．
❸ ベルクロテープ®（オス）を貼り付ける（**写真16**）．
❹ ストラップを付ける（**写真17**）．

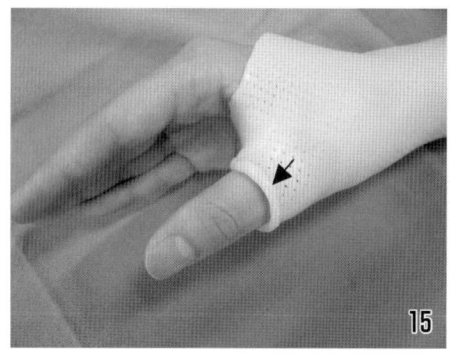
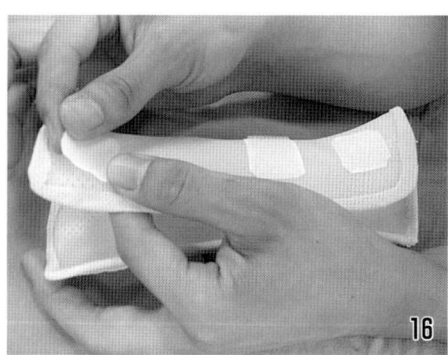

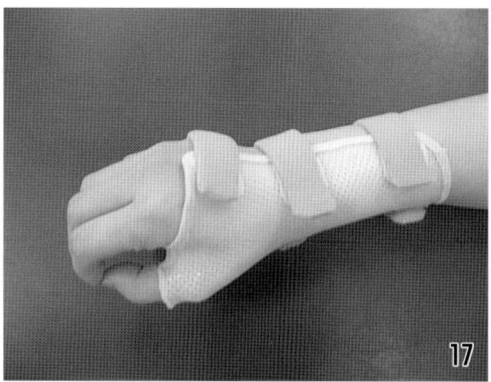

24

263-00865

完成時のチェックポイント

- 母指 IP 関節の動きを妨げていないか？
- 母指球部を圧迫していないか？
- 背側指丘に当たっていないか？
- 指 MP 関節の屈曲方向の動きを妨げていないか？
- 遠位手掌皮線橈側部を圧迫していないか？

•memo

# Splint 6 ウェブスペーサー

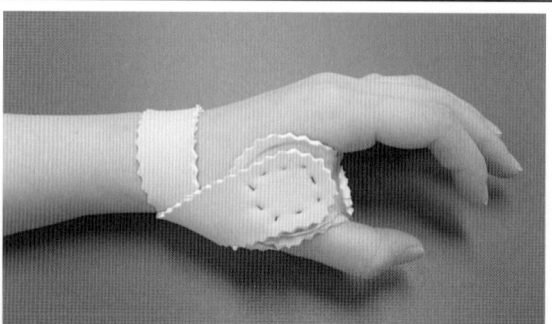

| 部　位 | 目　的 |
|---|---|
| 母指 | 代償 |
| 疾　患 | など |
| 脳卒中片麻痺 | |
| ALS | |
| 正中神経麻痺 | |
| その他の神経筋疾患 | |
| など | |

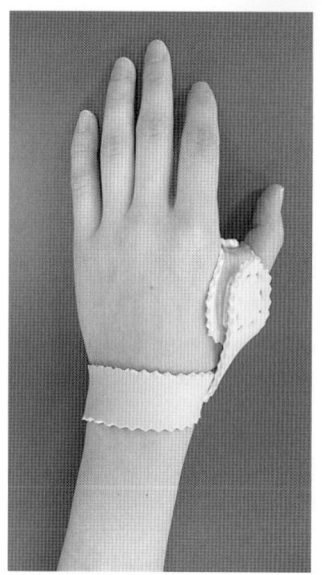
背側面

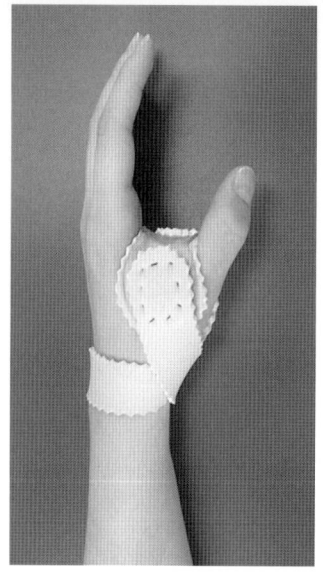
橈側面

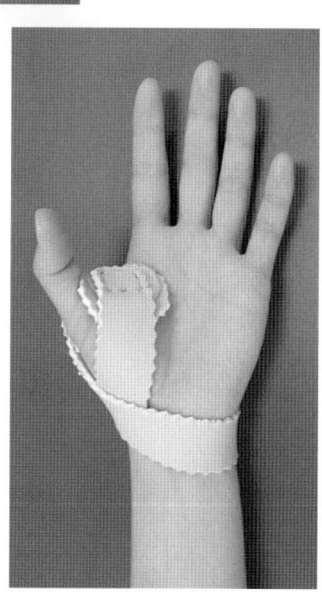
掌側面

● スプリントの特徴

第Ⅰ指間腔（ウェブ）に装着することで母指を対立位に保ち，手指の細かな動き（特につまみ動作）を可能にする．柔軟なスプリント材料を用いるため，母指の動きが制限されにくい．

● 準備するもの

材料
- エルコフレックス®
- ネオプレン®
- ベルクロテープ®（オスとメス）
- 裁縫用の糸

道具
- はさみ（特別なものは必要ない）
- ヒートガン（細部の調整や熱による接着に使用する）
- 裁縫用の縫い針

| SIDE MEMO | 作 製 手 順 |

## 【型紙・採型】

❶ 紙に手掌を下にして手形をトレースし，母指指節間皮線(A)，近位手掌皮線(B)，第2中手骨底橈側(C)に印をつける．点線を対称軸に，長径は(C)を頂点としたひょうたん型に切りとる（**写真1**）．

❷ ボールペンや油性ペンで型紙をスプリント材料（エルコフレックス®）に写す（**写真2**）．

### ポイント
・患側手をトレースできなければ，健側手をトレースして作製した型紙を反転して使用する．

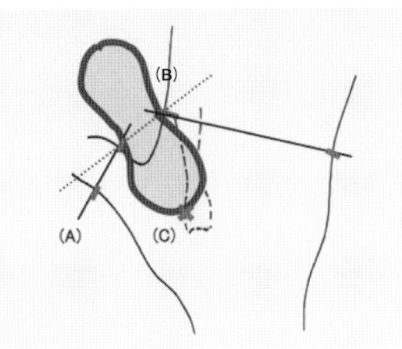
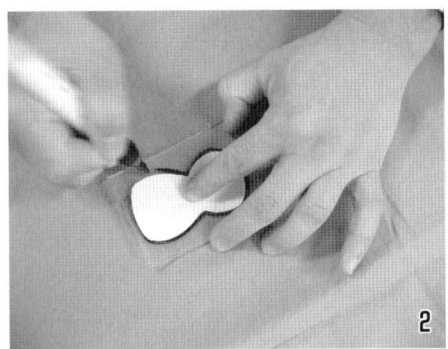

## 【裁断】

エルコフレックス®に写し取った型を切り抜く（**写真3**）．

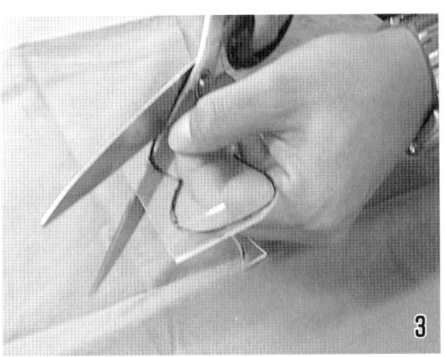

## 【モールディング】

❶ エルコフレックス®のくびれ部分をヒートガンで軟化させる．熱し過ぎに注意する（**写真4**）．

❷ 第1指間腔部にあて，掌側面と背側面からはさみ，山形にする（**写真5**）．

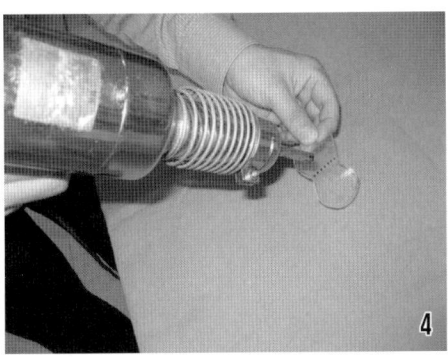
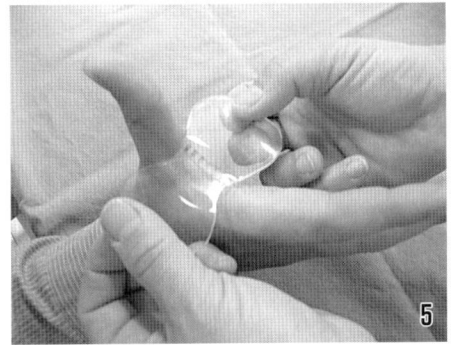

# Splint 6

## SIDE MEMO

**ポイント**
- 馬の鞍をイメージするとよい（写真7）．
- 中央部を凹ませるとフィット感が良くなる．
- モールディングの際，水で指先を濡らしておくとベタつかない．

**注意**
- 玉結びで縫い，結び目は皮膚に直接あたらないように肌面を避ける．

## 作製手順

❸ 第1指間腔部の示指側と母指側の縁をつまみあげ，軽く反りをつくる（写真6, 7）．

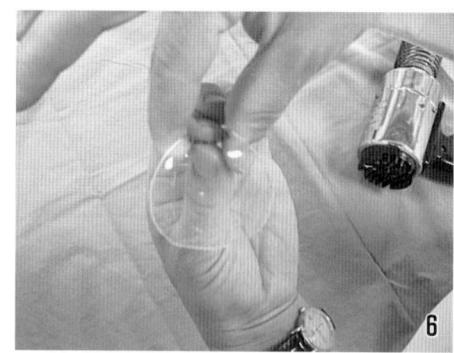
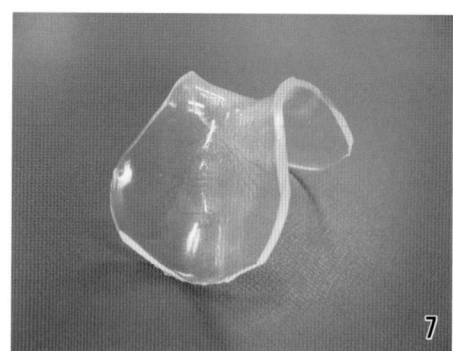

【加工】
❶ ネオプレン®をエルコフレックス®より5mmほど大きく切り抜く（写真8）．
❷ ネオプレン®を帯状（幅2.0〜2.5cm，長さ35cm程度）に切る（写真9）．

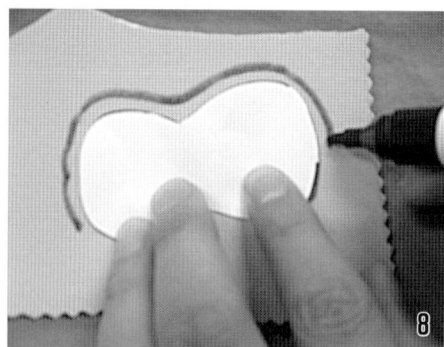
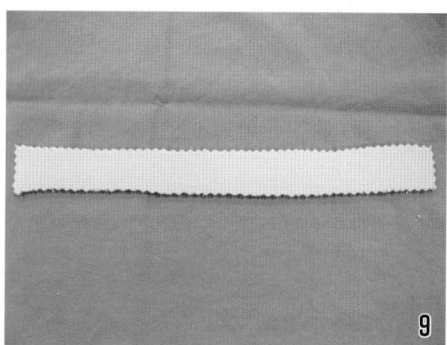

❸ エルコフレックス®とネオプレン®（写真8）を重ねて，ベルクロテープ®（オス）を一方の背側に（写真10），❷で作製した帯状のネオプレン®を他方の背側に重ね合わせて縫い付ける．その際，写真11のように，ネオプレン®は，エルコフレックス®に対して約15°ほど角度をつけて縫い付ける（ネオプレン®が母指球のカーブに沿うように）．

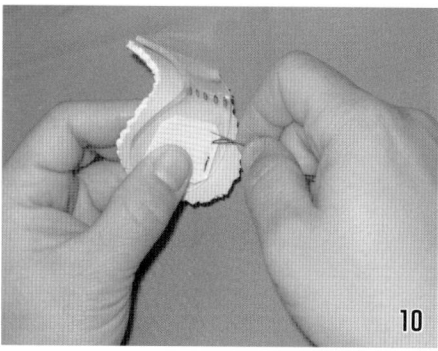
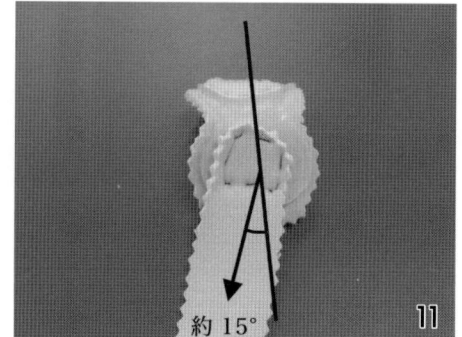

| SIDE MEMO | 作 製 手 順 |

### ポイント
・帯状のネオプレン®の長さは,巻いたときに母指が期待する対立位になるよう確認して決定する.縫い付ける前に仮装着してみることが必要である.

❹ ネオプレン®を手に巻いて,長さを決め(サイドメモ参照),余分な部分は切り落とす.ネオプレン®(**写真12**)の端を掌側にベルクロテープ®(メス)を縫い付ける.

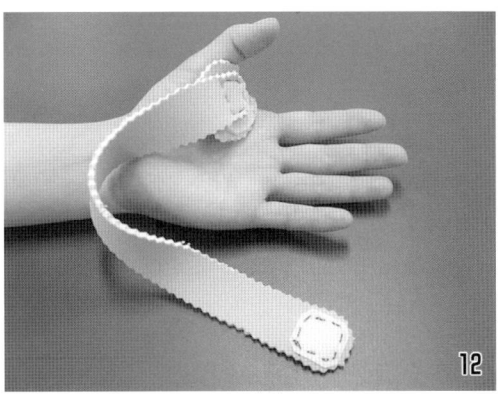

### 注 意
・帯状のネオプレン®の締めすぎによる手関節以遠の阻血に注意する.
・汗などで第1指間腔部に発赤や湿疹が出現することがあるので注意する.

【装着方法】
　まず第1指間腔部にはめ込む.次に帯状のネオプレン®を第1指間腔掌側(母指球側)から母指背側〜手関節背側に回し,手関節掌側〜第1指間腔背側で止める(**写真13**).

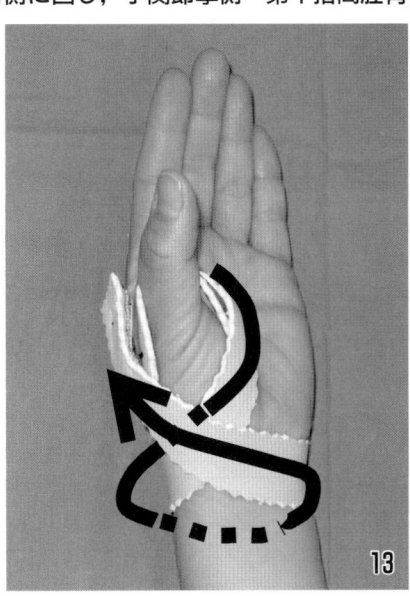

  ──────────────────── 完成時のチェックポイント ─
● ストラップの張力は適正か?
● 対立が十分にできるか?

# Splint 7 良肢位保持スプリント

| 部位 | 目的 |
|---|---|
| 手関節，手指 | 固定 |
| **疾患** | 支持 |
| RA | 予防 |
| 脳血管障害 | 保護 |
| 熱傷（手背） | など |
| など | |

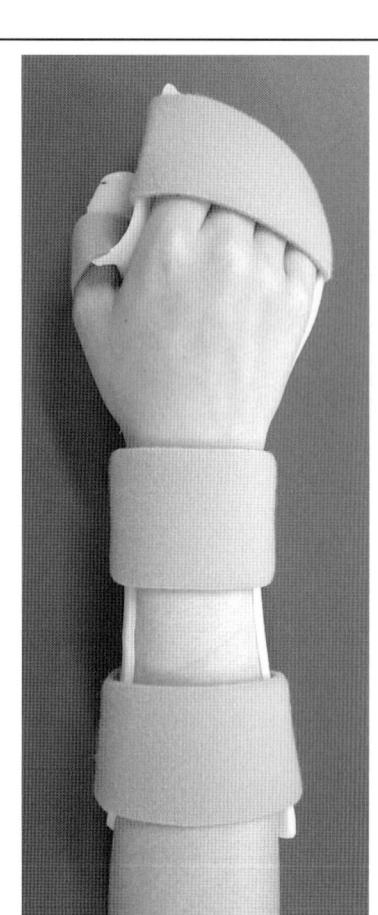

背側面

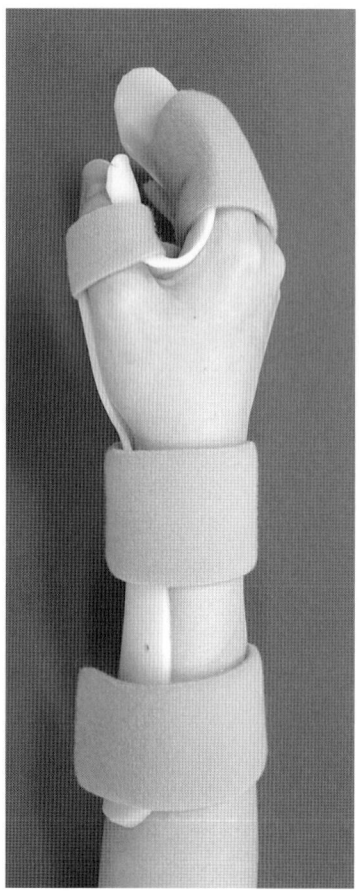

橈側面

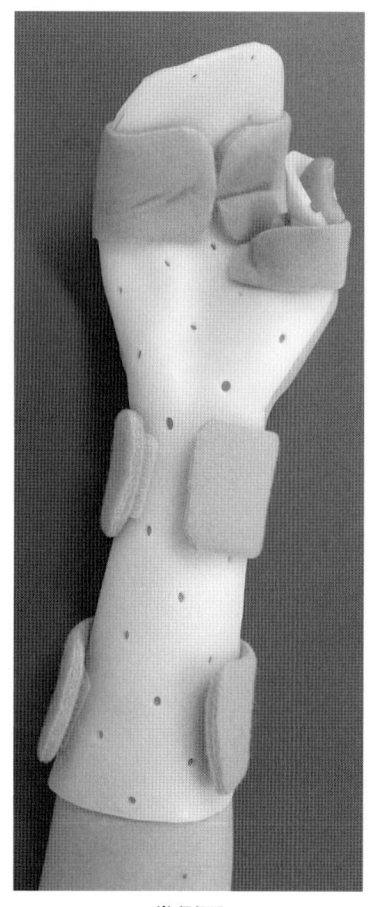

掌側面

### ●スプリントの特徴

適応となる疾患が多く，よく作製されるが，他のスプリントに比べてやや難易度は高い．

### ●準備するもの

**材料**

- スプリント材料：厚い素材（厚さ 2.0〜3.2 mm）
- A4サイズ程度の紙
- ベルクロテープ®（オス）（できれば粘着テープ付きのもの）
- ソフトストラップ®またはベルクロテープ®（メス）

**道具**

- ヒートパンや鍋など（スプリント材料を温める）
- はさみ（特別なものは必要ない）
- ヒートガン（細部の調整や熱による接着に使用する）
- ボールペンまたは油性ペンなど

| SIDE MEMO | 作 製 手 順 |

**ポイント**

・患側手をトレースできなければ，健側手をトレースして作製した型紙を反転して使用する．

【型紙・採型】

❶ 紙に手掌を下にして，母指橈側外転位でトレースし，全指指尖，近位手掌皮線，遠位手掌皮線，橈骨茎状突起，尺骨茎状突起，前腕1/2に印をつける(**写真1**)．

❷ 指尖部を結ぶように1cmの幅をもって線を引く．写真2のように橈骨茎状突起，尺骨茎状突起，遠位手掌皮線でくびれ（※印）を作り，前腕1/2の幅になるように作図する（**写真2**）．

❸ ボールペンや油性ペンで型紙をスプリント材料に写す．

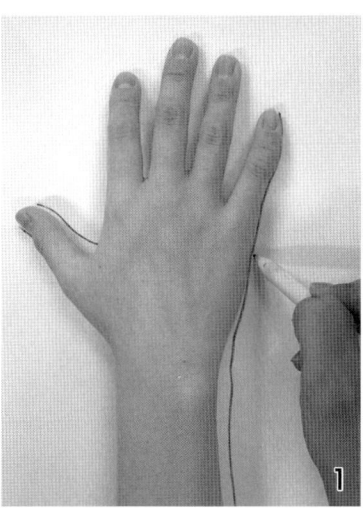 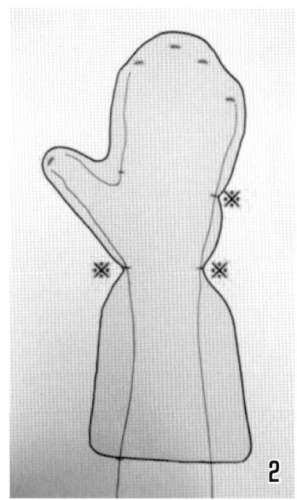

【裁断】

スプリント材料を温めずにそのまま切り抜く（**写真3**）．

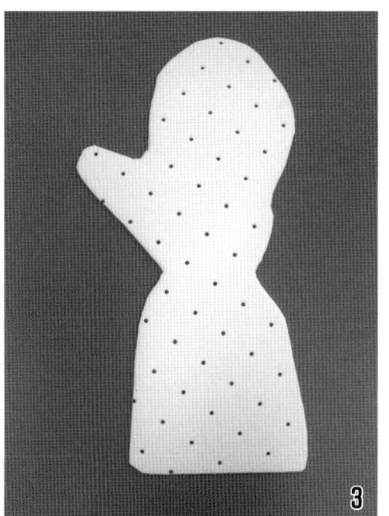

# Splint 7

## SIDE MEMO

**ポイント**
・モールディングは母指，第1指間腔の順に行うと容易に他指MP関節は屈曲できる．
・不慣れな間は，前腕，手関節，母指，手指と数段階に分けて，その都度に材料を軟化させ，モールディングを行うとよい．
・痙性麻痺に対しては，作製前に患肢のストレッチなどを十分に行う．

## 作製手順

【モールディング】

❶ スプリント材料をお湯につけ，指定温度（「材料」の項参照）で軟化させる．

❷ 前腕回外位，手関節軽度背屈位をとらせる．作製者は正面からアプローチする（**写真4**：前腕部，**写真5**：手関節部，**写真6**：母指部）．

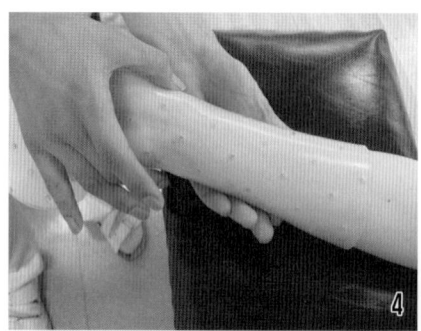 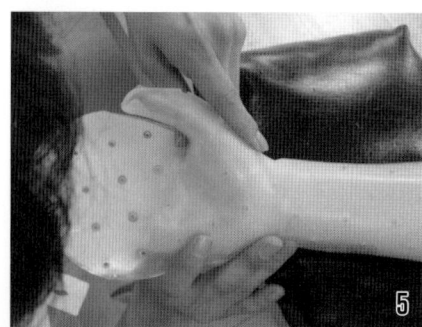

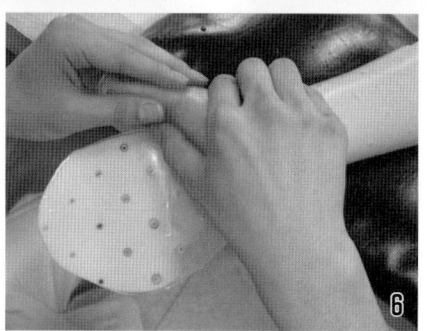

❸ まず前腕部のモールディングを行い，その後，スプリントの手部だけをお湯につけて，再び軟化させる．

❹ 母指掌側外転位，IP関節伸展位，手指MP関節60〜70°屈曲位，PIP・DIP関節伸展位でモールディングを行う．

❺ 側面部を指に沿うように折り返し，第1指間腔に沿うようにモールディングを行う（**写真7**）．

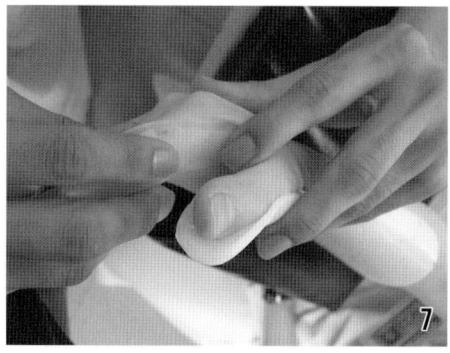

❻ 母指球および横アーチのモールディングを確実に行う．

| SIDE MEMO | 作製手順 |
|---|---|

**ポイント**

・粘着テープ付きのベルクロテープ®は作製時間の短縮にもつながる．粘着テープを貼り付ける部位をヒートガンで熱してから貼り付けるとはがれにくい．

【加工】

❶ スプリントの側面部（深さ）が，前腕および母指，手指の1/2幅になるように裁断する（**写真8, 9**）．

❷ ベルクロテープ®（オス）とストラップを貼り付ける．

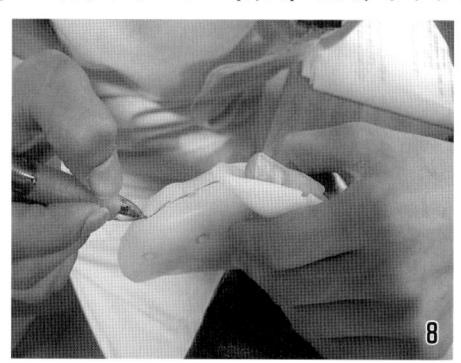

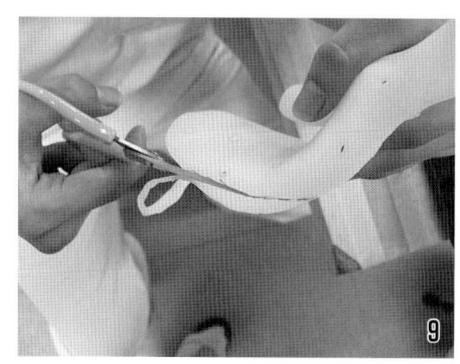

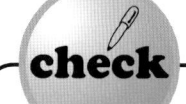

---

**check** ─────────────────────── 完成時のチェックポイント ─

● 第1指間腔を圧迫していないか？
● ストラップ（とくに指の部分）の幅は十分か？

・memo

# Splint 8 リングスプリント

| 部位 | 目的 |
|---|---|
| 手指 | 矯正 |
| 疾患 | 固定 |
| RA | 支持 |
| （スワンネック変形） | 保護 |
| にぎり母指 | 予防 |
| PIP 関節部痛 など | など |

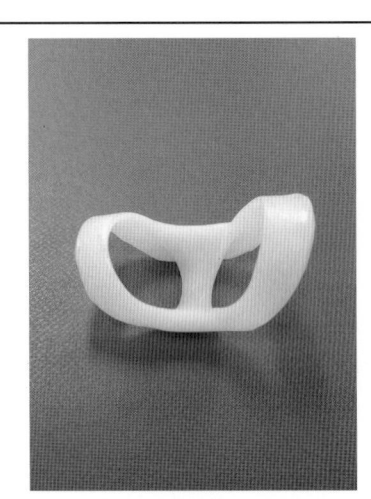

単体

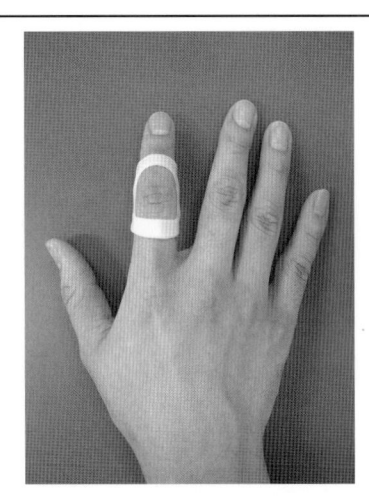

背側面

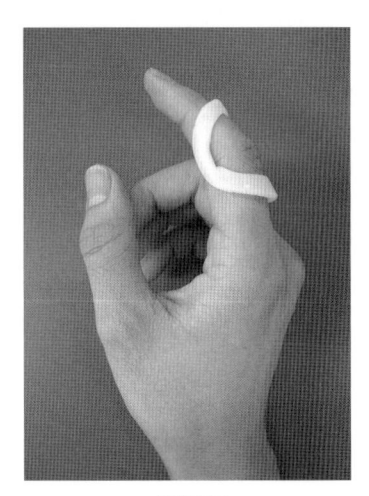

橈側面

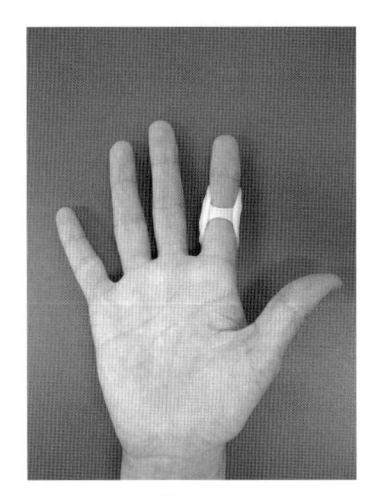

掌側面

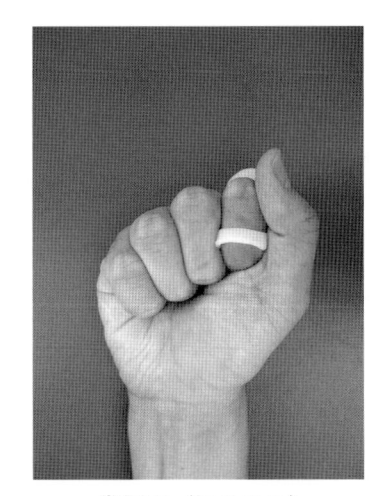

掌側面（握り込み）

● スプリントの特徴

簡単に作製できるため，手指の PIP・DIP 関節の固定や変形の予防・矯正を目的によく用いられる．

● 準備するもの

材料
・スプリント材料：薄い素材（厚さ 1.6 mm など）

道具
・ヒートパンや鍋など（スプリント材料を温める）
・はさみ（特別なものは必要ない）
・革細工用ポンチ，木槌，ゴム板（指を通す穴を開ける）

| SIDE MEMO | 作 製 手 順 |

【型紙・採型】
　必要ない．

【裁断】
❶　スプリント材料を 5 cm×2.5 cm 程度の長方形に切り抜く（**写真 1**）．

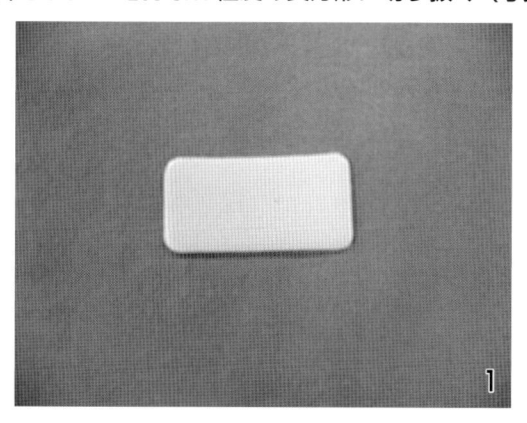

**ポイント**
・穴開けには革細工用のポンチを利用する．オルフィット®を選択する場合は，伸張性があるため，直径 6 mm のポンチを使用する．

❷　裁断したスプリント材料の角を丸く切除する．
❸　直径 1 cm 程度の穴を 2 個開けるが，2 穴間の間隔は 1 cm 程度にする（**写真 2**）．

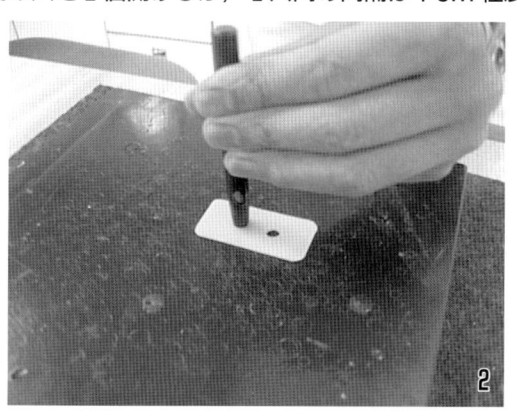

リングスプリント

# Splint 8

## SIDE MEMO

**ポイント**
- モールディングは，スプリント材料を少し引っ張りながら行う．
- スプリントの背側部/側面部の幅は約5mm程度にすると美しい．
- 装着の際，指を挿入しやすいように縁を丸くする．

**ポイント**
- 他の指の運動を妨げないようにスプリントの側方を掌側に折り曲げる（写真5）．
- 2穴間の部分がPIP関節の背側にくるように指を穴に通して作製するとボタンホール変形矯正用のスプリントになる．

## 作製手順

【モールディング】

❶ スプリント材料を指定温度（「材料」の項参照）で軟化させる．

❷ 軟化したら2穴間の部分がPIP関節の掌側にくるように指を穴に通す（**写真3**）．

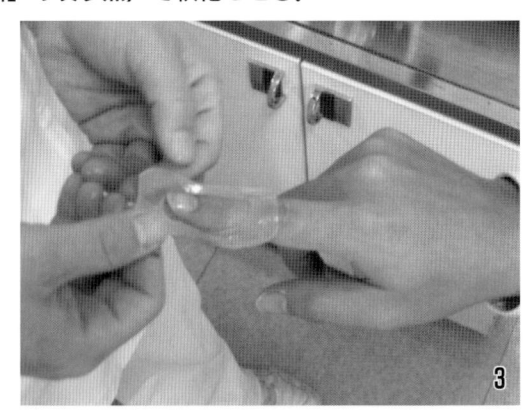

❸ 指背側では，遠位端はDIP関節まで，近位端は基節骨中央までスプリント材料を延ばす（**写真4**）．

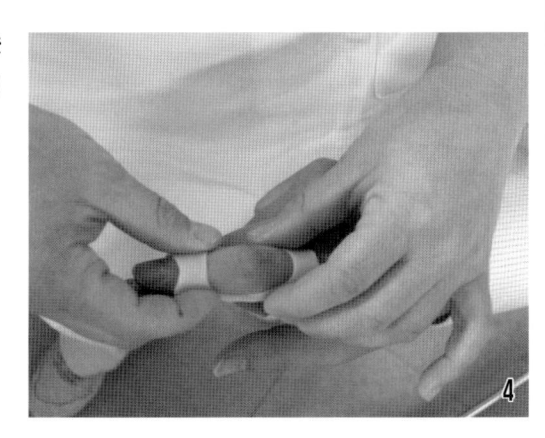

❹ PIP関節を軽く（約30°程度）屈曲させた状態でモールディングを行う．

❺ 側方を掌側に折り曲げる（**写真5**）．

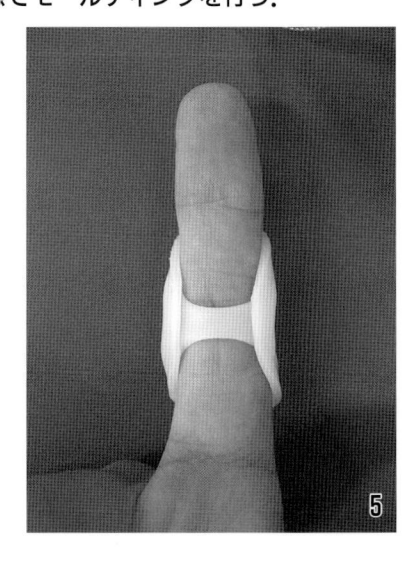

| SIDE MEMO | 作製手順 |
|---|---|

**ポイント**

・装着に対するコンプライアンスを向上させるためにも，外観を美しく仕上げるように心掛ける．指輪(リング)の感覚で装着できるのが好ましい．

【加工】

❶ スプリントの背側部/側面部の幅は約5 mm程度になるように切る（**写真6**）．

❷ 切除後は指がスムースに挿入できるように，少し温めて，指で軽くこすり，縁を丸くする．

❸ PIP関節の屈曲が十分可能であり，PIP関節の伸展が制動できれば完成である．

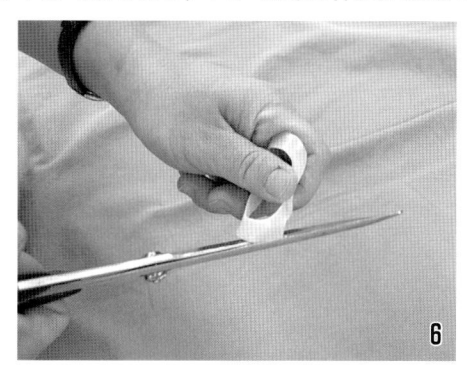

---

**check** ──────────────── 完成時のチェックポイント

● PIP関節の屈曲方向の動きを妨げていないか？
● 掌側のバー部分が内側に折り込まれて痛みの原因になっていないか？

• memo

# 失敗例から学ぼう！
# よくある失敗例

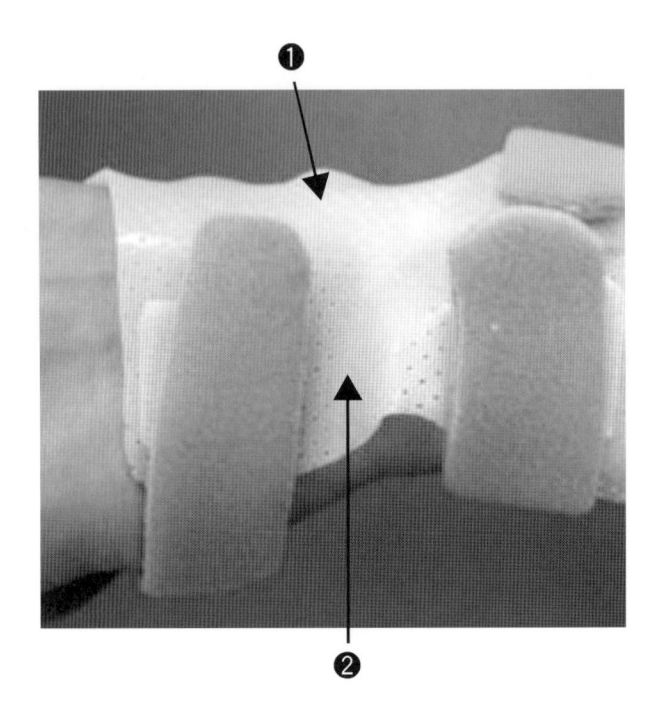

## 失敗例 1

モールディングを行う際，
1. **写真1**のように指を立てて強く押さえると，圧痕による凹凸が残ってしまう．
2. 手関節の形状に合わせようと**写真2**のように強く圧迫すると，指痕が残ってしまう．

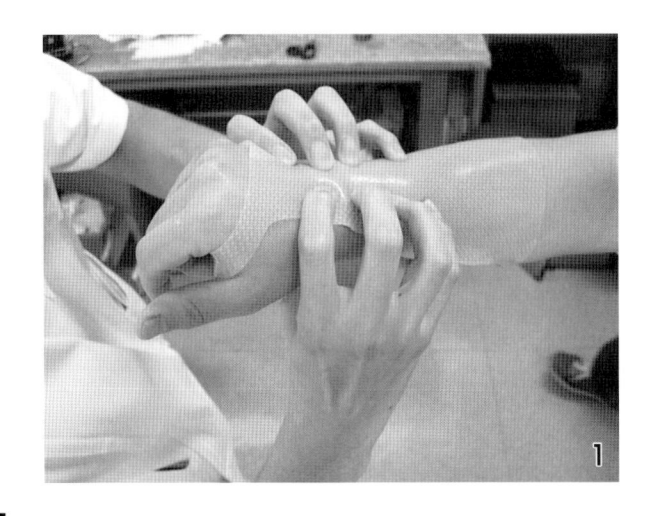

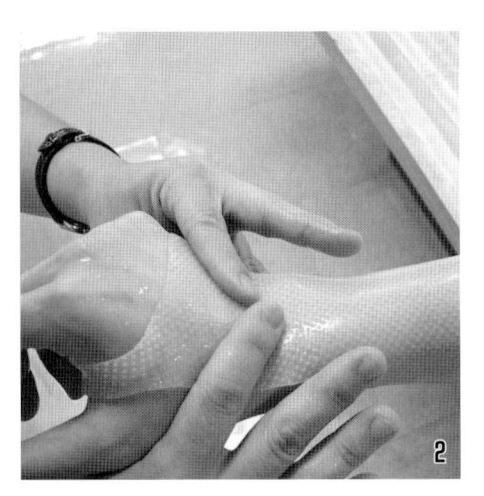

## 失敗例 2

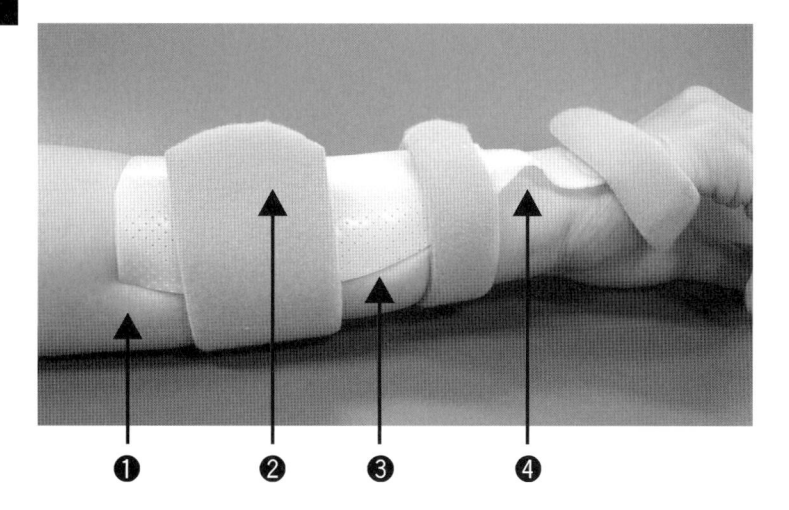

❶ 角に丸みをつけないと皮膚を傷つけやすい．
❷ ストラップは長(太)すぎると邪魔になり，外見もよくない．
❸ 辺縁の弯曲が強すぎて皮膚を圧迫している．
❹ たるみが生じて皮膚にフィットしていない．

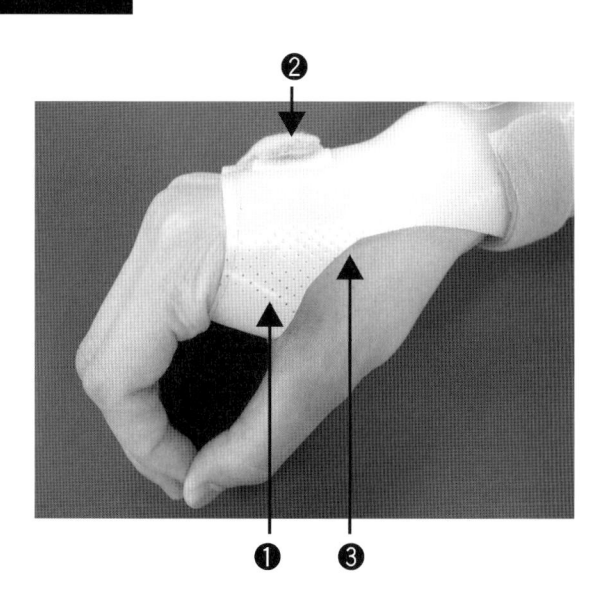

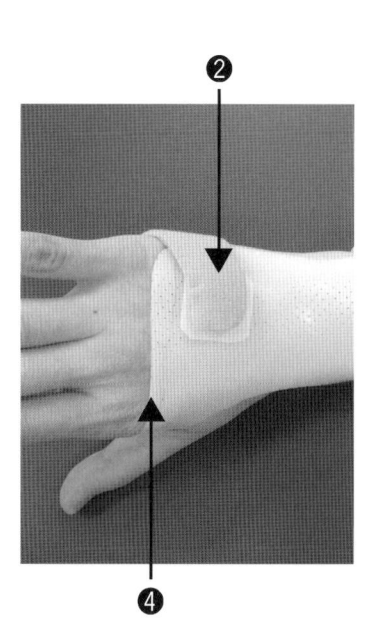

## 失敗例 3

❶ 中手骨バーの幅が広すぎて指の動きを阻害している．
❷ ストラップは短すぎるとはずれやすい．
❸ すき間が生じて患部にフィットしていない．
❹ 長すぎてMP関節の動きを阻害している．

## 失敗例 4

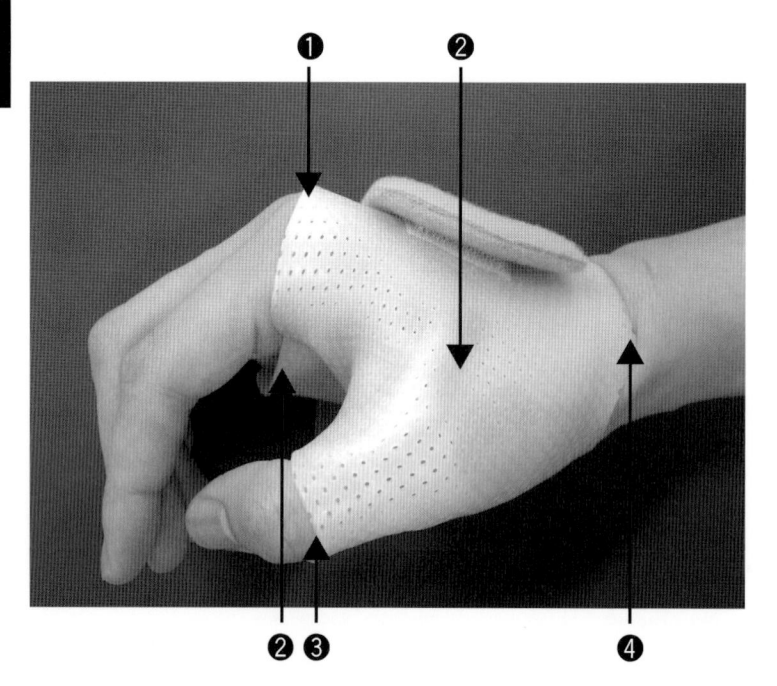

❶ 長すぎて MP 関節の動きを阻害している．
❷ モールディングを行う際に引っぱりが不十分なため，たるみが生じている．
❸ 長すぎて IP 関節の動きを阻害している．
❹ 長すぎて手関節の動きを阻害している．

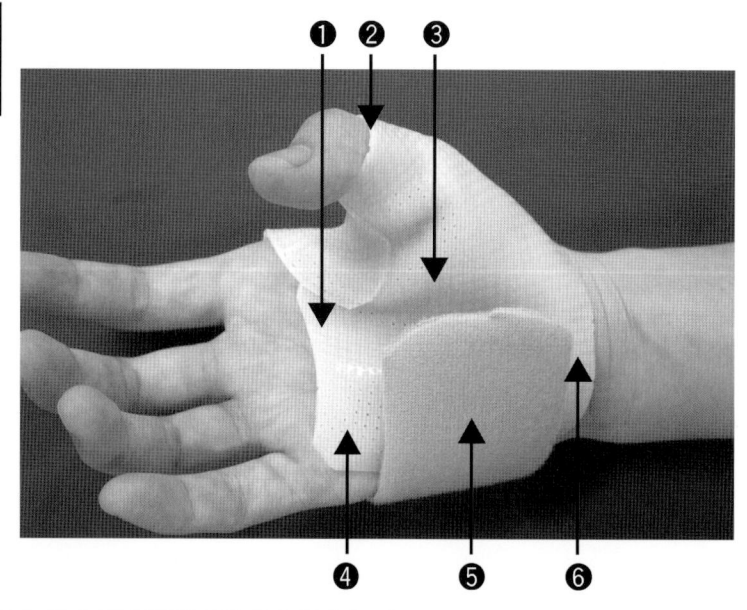

## 失敗例 5

❶ 長すぎて MP 関節の動きを阻害している．
❷ 長すぎて IP 関節の動きを阻害している．
❸ モールディングを行う際に引っぱりが不十分なため，たるみが生じている．
❹ すき間が生じて患部にフィットしていない．
❺ ストラップは長（太）すぎると邪魔になり，外見もよくない．
❻ 長すぎて手関節の動きを阻害している．

•memo

# Q&A

**Q1** スプリントを作製しようとする部位に創傷があるのですが？

**A1** 清潔な防水テープを貼るなどして，創傷部を保護してから作製しましょう．


**Q2** スプリントの装着により，皮膚にかゆみや発赤が生じたのですが？

**A2** 不適合による圧迫やかぶれ，スプリント材料に対するアレルギー反応なども考えられますので，装着をいったん中止し，医師の診察を受けてください．


**Q3** 熱したスプリント材料やヒートガンで熱傷を負わせてしまったのですが？

**A3** スプリント材料を軟化させると高温になるので注意してください．とくに感覚障害のある方には，必ず温度を確認してからモールディングなどを行ってください．万一，熱傷が生じた場合は，直ちに医師の診察を受けてください．


**Q4** モールディングの際，皮膚とスプリント材料の間に空気が入ってしまうのですが？

**A4** スプリント材料を軽く引っ張り，なでながら皮膚にフィットさせると空気が入りにくくなります．ただし，引っ張りすぎないようにしましょう．スプリント材料の自重で皮膚に沿わせるように行うとうまくいきます．「押さえながら合わせる」のではなく，「なでながら合わせる」という感じです．


**Q5** スプリントの表面に作製者の指痕による凹凸が残ってしまうのですが？

**A5** オルフィット®を使用する際は，製作者の手を水で濡らさないとスプリント材料がベタつき，うまくモールディングが行えません．「押さえながら合わせる」と指痕が残りやすくなります．「なでながら合わせる」ように心がけてください．

**Q6** ヒートガンで細部を修正する際，不必要な部分まで軟化してしまうのですが？

**A6** ヒートガンを写真のように下向きにして，余分な熱気を上外側へ逃すようにするとうまくいきます．

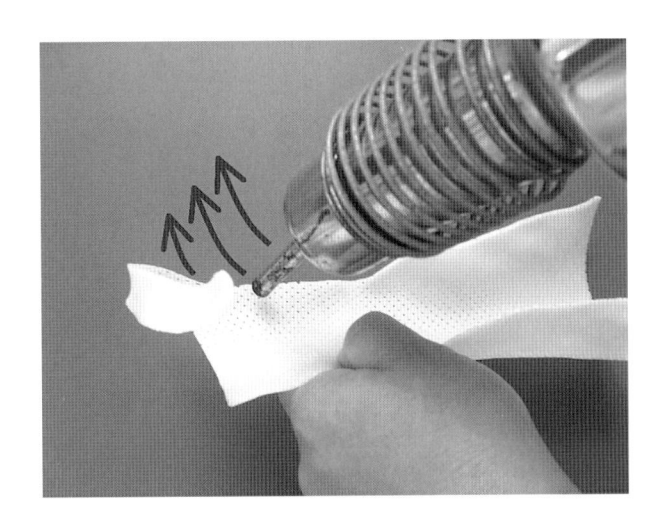

**Q7** スプリント材料が硬化するまでの間，同じ肢位を保持することが難しいのですが？

**A7** 患肢を宙に浮かせたままでスプリント材料の硬化を待っていると，手関節などの肢位が変わってしまうことがあります．写真のようにタオルの上に手部を置くなどして，同一肢位を保持してください．

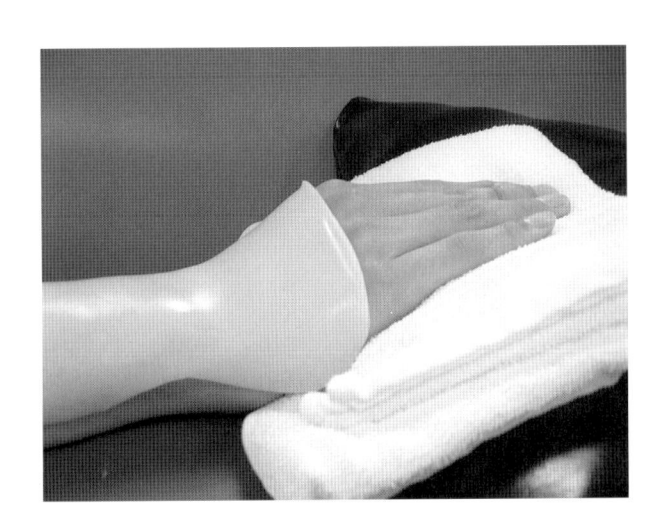

# スプリントの材料

スプリントの作製にあたっては，各種材料の性質を十分に知ったうえで，スプリントの目的や形状，対象者の皮膚の状態などに応じて，適切な材料を選択しなければならない．

以下に，著者らが比較的よく使用しているスプリント材料の特性を述べる．

## 1 スプリント本体の材料

スプリント本体の素材として頻用されるのは低温性の熱可塑性樹脂である．

### I．オルフィット®

60℃で軟化し，半透明または透明になるため，モールディングのタイミングが計りやすく，低い作業温度で作製工程をスムースに進めることができる．自着性が高く，表面をヒートガンで軽く加熱するだけでスプリント本体にベルクロテープ®などを簡単に接着することができる．反面，弱酸性では粘着性が低下するため，軟化操作の際には水道水に弱酸性のシャンプーやリンスなど(1リットルの水に対して，中さじ1杯程度)を混ぜて加熱すると自着することなく，扱いやすくなる．また形状復元性と伸張性に優れ，モールディング操作を繰り返し行うことができるため，スプリント作製に不慣れな場合でも扱いやすい素材といえる．さらに紫外線の影響を受けにくく長期の使用や保存が可能である．

輸入販売元：パシフィックサプライ(株)

### II．オルソプラスト®

70〜80℃で約1分間加熱すると軟化する．軟化すると素材同士の接着性に優れ，圧迫することにより強固な接着が得られる．しかし，オルフィット®ほどの自着性はないため，軟化操作の際に弱酸性剤の添加は不要である．また他の素材よりも軟化しにくいので指圧痕や指紋が残りにくい．たわみを表す弾性係数が比較的高いので，強固な固定やアウトリガーの作製に適している．オルフィット®と異なり，軟化時の伸張性がほとんどなく，形状復元性もない．なお，硬化に時間を要するので，弾力包帯を上から巻き付けてモールディングを行うなどの工夫が必要である．

輸入販売元：日本シグマックス(株)

### III．アクアプラスト®

60℃の低温で軟化し透明になるため加温状況が一目でわかる．自着性は良好で形状記憶性にも優れている．しかし伸びやすく，たわみやすい．強く把持すると指圧痕や指紋が残りやすく見栄えが良くないので，モールディングは優しくなでる程度にとどめる．高温で軟化させても素材自体は低温のままなので，熱傷をきたす心配が少ない．硬化時間はやや長い．

輸入販売元：酒井医療(株)

Ⅳ．ポリフォーム®

　80℃の高温で約3分間加熱すると軟化し，50℃で硬化を開始する．自着性に優れる．硬化時は非常に固くなり，固定性に優れている．厚みが半分のポリフォームライト®も市販されている．

輸入販売元：酒井医療(株)

Ⅴ．エルコフレックス®

　半透明なため適合の確認が容易である．低温では軟化しないので，ヒートガンなどで軟化させながら，モールディングを行う．

輸入販売元：パシフィックサプライ(株)

## 2 その他の材料

Ⅰ．ソフトストラップ®

　厚さ6.4 mmのクッション状のストラップ用の素材であり，ベルクロテープ®・フック（オス）と組み合わせて使用する．カット面が自然に閉じるため，ほつれることがなく，仕上がりが美しい．しかし繰り返しの使用で接着性が低下しやすく，耐久性に問題がある．

輸入販売元：パシフィックサプライ(株)

Ⅱ．ネオプレン®

　合成ゴム．素材自体に保温性があるため，関節炎にも使用できる．伸縮性に優れ，スプリントのストラップ用や内張り用に使用するとフィット感がよい．

輸入販売元：酒井医療(株)

Ⅲ．ベルクロテープ®

　フック（オス）とループ（メス）からなる面テープ．フックには，裏面に接着剤がついたものが便利である．

輸入販売元：パシフィックサプライ(株)

Ⅳ．エラテックス®

　粘着性のある伸縮包帯であり，スプリントの角や縁に沿って貼り付けることで皮膚への当たりをやわらげることができる．水仕事には向かない．

輸入販売元：アルケア(株)

## 3 スプリント材料の価格と販売元

(2016.現在)

| 材料 | 種類 厚さ(mm) | 種類 寸法(mm) | 種類 形状 | 価格(円) | 販売元 |
|---|---|---|---|---|---|
| オルフィットソフト® | 1.6 | 600×450 | 平坦 | 8,000 | パシフィックサプライ(株) |
| | | | 有孔小 | 9,700 | |
| | 2.0 | | 平坦 | 10,900 | |
| | | | 有孔小 | 13,100 | |
| | | | 有孔中 | 12,100 | |
| | | | 有孔大 | 13,100 | |
| | 3.2 | | 平坦 | 13,200 | |
| | | | 有孔中 | 14,500 | |
| | | | 有孔大 | 15,800 | |
| オルソプラスト®<br>→販売中止 | 3.0 | 450×610<br>610×910 | 平坦<br>有孔 | 28,500（4枚）<br>28,500（2枚） | 日本シグマックス(株) |
| アクアプラスト® | 1.6 | 460×610 | 平坦 | 10,400 | 酒井医療(株) |
| | | | 有孔19％ | 11,900 | |
| | | | 有孔42％ | 11,900 | |
| | 2.4 | | 平坦 | 12,000 | |
| | | | 有孔38％ | 13,200 | |
| | | | 有孔2％ | 13,000 | |
| | 3.2 | | 平坦 | 16,800 | |
| | | | 有孔42％ | 18,100 | |
| | | | 有孔1％ | 17,600 | |
| ポリフォーム® | 3.2 | 460×610 | 平坦 | 14,600 | 酒井医療(株) |
| | | | 有孔1％ | 15,100 | |
| エルコフレックス® | 2.0 | | | 販売店にお問い合わせください | パシフィックサプライ(株) |
| ソフトストラップ® | | 25×900 | | 5,100 | 酒井医療(株) |
| ネオプレン® | 2.0 | 460×610 | | 14,500 | 酒井医療(株) |
| | 3.0 | | | 14,800 | |

| 材　料 | 種　類 ||| 価　格 (円) | 販売元 |
|---|---|---|---|---|---|
| | 厚さ (mm) | 寸法 (mm) | 形状 | | |
| ベルクロループ® | | 25×250 | | 5,900 | 酒井医療(株) |
| エラテックス® | | 25×500 | | 3,600（12巻） | アルケア(株) |
| | | 38×500 | | 3,600（8巻） | |
| | | 50×500 | | 3,600（6巻） | |
| | | 75×500 | | 3,600（4巻） | |
| | | 100×500 | | 3,600（3巻） | |

注意：材料に関する最新かつ詳細な情報は，販売元に直接確認してください．

【販売元連絡先】
 パシフィックサプライ(株) 072-875-8013 https://www.p-supply.co.jp/
 日本シグマックス(株) 0800-111-3410 http://www.sigmax.co.jp
 酒井医療(株) 03-5227-5775 http://www.sakaimed.co.jp
 アルケア(株) 0120-770-175 http://www.alcare.co.jp/index.shtml

スプリントの材料

写真でみる
基本スプリントの作りかた
　　　（型紙見本付）　　　ISBN978-4-263-21310-0

2007年10月25日　第1版第1刷発行
2019年 2 月20日　第1版第7刷発行

　　監　修　山　口　　　淳
　　編　集　田　中　一　成
　　発行者　白　石　泰　夫
　発行所　医歯薬出版株式会社

〒113-8612　東京都文京区本駒込1-7-10
TEL.（03）5395―7628（編集）・7616（販売）
FAX.（03）5395―7609（編集）・8563（販売）
　　　　　　　https://www.ishiyaku.co.jp/
　　　　　郵便振替番号　00190-5-13816

乱丁，落丁の際はお取り替えいたします．　　印刷・あづま堂印刷／製本・愛千製本所
　　　　　　　Ⓒ Ishiyaku Publishers, Inc., 2007. Printed in Japan

本書の複製権・翻訳権・翻案権・上映権・譲渡権・貸与権・公衆送信権（送信可能化権を含む）・口述権は，医歯薬出版(株)が保有します．
本書を無断で複製する行為（コピー，スキャン，デジタルデータ化など）は，「私的使用のための複製」などの著作権法上の限られた例外を除き禁じられています．また私的使用に該当する場合であっても，請負業者等の第三者に依頼し上記の行為を行うことは違法となります．

JCOPY　＜出版者著作権管理機構　委託出版物＞
本書をコピーやスキャン等により複製される場合は，そのつど事前に出版者著作権管理機構（電話 03-5244-5088，FAX 03-5244-5089，e-mail：info@jcopy.or.jp）の許諾を得てください．